Asma y alergias
La solución natural

Asma y alergias
La solución natural

Andrew Redford

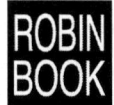

© 2013, Andrew Redford
© 2013, Ediciones Robinbook, s. l., Barcelona

Diseño de cubierta: Regina Richling
Ilustración de cubierta: iStockphoto
Diseño interior: Igor Molina Montes

ISBN: 978-84-9917-321-4
Depósito legal: B-11.919-2013

Impreso por Sagrafic, Plaza Urquinaona, 14 7º 3ª, 08010 Barcelona
Impreso en España - *Printed in Spain*

«Cualquier forma de reproducción, distribución, comunicación pública o transformación de esta obra solo puede ser realizada con la autorización de sus titulares, salvo excepción prevista por la ley. Diríjase a CEDRO (Centro Español de Derechos Reprográficos, www.cedro.org) si necesita fotocopiar o escanear algún fragmento de esta obra.»

Índice

Introducción 9

Una aproximación al asma y la alergia 11
El sistema inmunológico 11
Los alérgenos entran en acción 12
El sistema inmunológico comienza a hacer estragos 13
Alergia a alimentos 15
Alergia cutánea 15
Rinitis alérgica y fiebre del heno 16
Asma 16
Los factores hereditarios 18
Medio ambiente 18
Dieta 19
Sentimientos 19
Espiritualidad 20
Acupuntura 20
Diagnosis: La clave para el tratamiento 22
Aromaterapia 27
Medicina botánica 31
Las propiedades de las hierbas 35
La utilización de hierbas en tratamientos 41
Equilibrio de los líquidos 45
El trabajo con un profesional de medicina botánica 51
Homeopatía 51
Naturopatía 55
Nutrición 59
Reflexología 65

Alergias infantiles 69
El sistema inmunológico de un niño 69
¿Cómo saber si se trata de una alergia? 70
Alergias a alimentos 72
Irritaciones cutáneas 73
Rinitis alérgica y fiebre del heno 73
Las alergias infantiles y las emociones 75
¿Medicina convencional o medicina natural? 75

Acupresión 76
Afirmaciones 77
Aromaterapia 78
Medicina botánica 80
Homeopatía 84
Naturopatía 93
Nutrición 98
Psicoterapia 101

Alergias a alimentos 103
Síntomas de una alergia a alimentos 103
Otra reacción exagerada del sistema inmunológico 107
No todas las reacciones son alérgicas 109
Los principales culpables 109
La prevención es lo primero, evite los aditivos en los alimentos .. 111
Pautas para una ingestión defensiva 114
El descubrimiento de las alergias a alimentos 115
Acupresión 118
Acupuntura 120
Afirmaciones 120
Aromaterapia 121
Medicina botánica 122
Medicina botánica y adicción 125
Homeopatía 130
Meditación 132
Naturopatía 133
Nutrición 135
Psicoterapia 136
Reflexología 137
Reflexología y adicción 140
Shiatsu 141
Grupos de doce pasos 144
Visualización 145
Yoga 146

Glosario 149
Puntos de acupresión 153
Bibliografía 157

Introducción

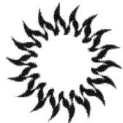

¿Tiene la impresión de que cada vez son más las personas que se quejan de alergias? ¿Ha descubierto que es alérgico a sustancias que no le molestaban para nada en el pasado, o que sus alergias cambian, llegando incluso a empeorar? ¿Y tiene síntomas de asma nuevos o acentuados? La genética individual, la edad y la salud general se combinan para crear su propia estructura alérgica que es única. Pero los avances en la medicina y en la tecnología modernas, y el medio ambiente, también pueden conspirar contra nosotros.

Los avances médicos durante el siglo pasado nos han brindado una variedad de medicinas salvadoras, como los antibióticos y la insulina. Estas medicinas salvan vidas pero, al mismo tiempo, tienen la capacidad potencial de alterar al sistema inmunológico, que es donde se inician las alergias. También ingerimos más sustancias químicas, desde los pesticidas con que se rocía a las plantas hasta los conservantes que acechan en los alimentos preparados. Respiramos aire contaminado, que puede conducir al asma o exacerbar un estado asmático. Y mientras que hace un siglo lo más probable era pasarse la vida cerca de casa, en la actualidad podemos subirnos a un avión y llegar a la otra punta del mundo en cuestión de horas. Con los viajes viene la exposición a más alérgenos. Además, los sistemas de refrigeración reciclan el aire contaminado en los edificios en que trabajamos y vivimos.

La relación entre el entorno y la alergia es complicada, y los científicos siguen analizando el carácter de causa y efecto que hay en ella. Sin embargo, es cierto que los factores ambientales pueden activar respuestas en el sistema inmunológico, entre ellas el asma y la alergia.

Con independencia de la clase de síntomas de alergia que experimente, las reacciones alérgicas comienzan en el sistema inmunológico. El sistema inmunológico es la primera línea de defensa contra los invasores externos, y su trabajo es estar atento a los gérmenes y virus para destruirlos.

Una aproximación al asma y la alergia

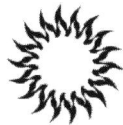

El sistema inmunológico

El sistema inmunológico es un conjunto relacionado de respuestas que se propagan a través de los tejidos de los diversos órganos del cuerpo. Se compone de células libres, llamadas linfocitos, que fabrican y segregan moléculas denominadas anticuerpos. Y estas moléculas anticuerpos no son todas idénticas. Están estructuradas para reconocer y atacar a diferentes antígenos, con pautas que distinguen un tipo de molécula, como puede ser una proteína, de las bacterias y los virus. En general, el cuerpo humano no ataca a sus propias moléculas.

Los linfocitos y los anticuerpos son transportados por el torrente sanguíneo hacia todos los órganos, y luego vuelven a él a través del sistema linfático. Estos linfocitos se acumulan en nudos linfáticos, localizados en diversas partes por todo el cuerpo. Además, la médula espinal, el timo y el bazo también son atacados por el sistema linfático. Cuando el sistema inmunológico detecta a un elemento invasor potencial, como gérmenes o bacterias, algunos órganos y ciertas glándulas, como los nódulos linfáticos, producen células que atacan a esos elementos y los neutralizan. Por ejemplo, las células T atacan al elemento invasor, y lo hacen mientras las células B generan anticuerpos. La reacción del sistema inmunológico puede impedir el desarrollo de una infección grave.

El cuerpo humano aprende continuamente a protegerse de la enfermedad. Una vez que ha producido un anticuerpo para un antígeno específico, como puede ser un virus, sigue produciéndolo junto con los demás. Los anticuerpos se introducen en el organismo por medio de la vacunación, a fin de prevenir enfermedades como el sarampión y otras.

Los alérgenos entran en acción

Aunque los anticuerpos brindan protección, su organismo también puede producirlos para protegerle de moléculas de las que no necesita ser protegido. En los individuos con propensión a las alergias, la exposición a sustancias conocidas como alérgenos, por ejemplo el polen, el polvo, el veneno de insectos o determinados alimentos, puede traducirse en producción o sobreproducción de un anticuerpo.

Si bien el número de alergenos potenciales es casi infinito y quizá usted tenga ya su propia lista, tienden a corresponder a los grupos siguientes:

Caspa y saliva animal	Alimentos
Productos de limpieza	Piel de animal
Temperatura fría	Veneno de insecto
Cosméticos	Mohos y hongos
Medicamentos	Perfume
Polvo	Plantas venenosas
Telas	Polen
Plumas	Solventes
	Humo de tabaco

Cuando lea esta lista quizá reconozca algunas de sus propias alergias u otras que no ha considerado antes. Observe también que el contacto con algunos de esos alérgenos es mediante inhalación. Otros se ingieren, se reciben a través del tacto o se inyectan.

El sistema inmunológico comienza a hacer estragos

Cuando una persona proclive a la alergia se expone a un alérgeno, su organismo reacciona produciendo anticuerpos llamados inmunoglobulina E, o IgE. Cada anticuerpo IgE es específico para una sustancia alergénica particular. Por ejemplo, si tiene alergia al polen, su organismo produce un anticuerpo para cada tipo específico de polen, es decir, uno para el de la ambrosía y otro para el del roble, por ejemplo.

Estas moléculas IgE atacan a los mastocitos (tejido) del organismo y a los glóbulos blancos, llamadas basófilos. A continuación, cuando el alérgeno encuentra al IgE, ataca al anticuerpo de la misma manera en que una llave encaja en una cerradura. Esto indica a la célula que es atacada por el IgE que libere poderosas sustancias químicas inflamatorias como la histamina, las prostaglandinas y los leucotrienos. Estas sustancias químicas se desplazan hacia varias partes del cuerpo, como los aparatos respiratorio y gastrointestinal, o la piel, y provocan los síntomas de alergia.

Analizaremos con más detalles este proceso. Las reacciones alérgicas se producen como consecuencia de que el organismo toma por un alérgeno a una sustancia común, que puede ser pelo de gato, por ejemplo; por lo tanto, la trata como a un enemigo del que procura protegerse mediante la producción de anticuerpos. Así, las alergias son una respuesta del sistema inmunológico, que ha quedado descontrolado y empieza a hacer estragos. Cuando el sistema inmunológico ha generado suficientes anticuerpos contra el alérgeno, se produce una sustancia química llamada histamina. Normalmente, la histamina permanece dentro de las células y no es una sustancia nociva. Sin embargo, cuando es liberada fuera de las células y circula a través del organismo hace que algunos de los vasos sanguíneos se contraigan y que otros se dilaten. Cuando los vasos sanguíneos se dilatan, el líquido de los vasos sanguíneos se filtra en los tejidos. La histamina provoca molestias en la zona del cuerpo en la que es liberada. En el caso de quienes padecen de fiebre del heno, la histamina es liberada en los conductos nasales y los síntomas resultantes incluyen el estornudo y la congestión. La histamina en el cerebro provoca dolor de cabeza. Si la histamina es liberada en las vías respiratorias, las paredes de los tubos bronquiales pueden inflamarse, se produce tina mucosidad espesa y es probable que los conductos lleguen a cerrarse. Esto es lo que sucede en un ataque de asma. La histamina en el aparato digestivo provoca retortijones de estómago y diarrea, y en la piel, erupciones o urticaria.

Las reacciones alérgicas no siempre son predecibles; una persona alérgica puede no tener ninguna reacción a un alérgeno al principio, pero más tarde comienza a experimentar reacciones violentas. Una razón que explica la imposibilidad de predecir estas reacciones es que el sistema inmunológico tiene que producir una cantidad suficiente de anticuerpos antes incluso de que se libere la histamina y, en general, debe exponerse al alérgeno más de una vez para que se generen anticuerpos. Como se ha descrito en los párrafos precedentes, los resultados de la producción de histamina pueden predecirse; en cambio, la gravedad real de una reacción alérgica no es tan simple de pronosticar. Depende de factores como el estado mental, la resistencia reducida del organismo y los cambios hormonales. Además, aunque los científicos entienden la manera en que se manifiestan las alergias, en realidad no saben por qué algunas personas las padecen y otras no. Como se verá más adelante, la genética puede ser un factor interviniente, así como el medio ambiente.

Con independencia del modo en que entre en contacto con lo que en su caso actúa como un alérgeno, el resultado es un conjunto de síntomas físicos llamado reacción alérgica. Suponga que tiene alergia a los gatos y que al entrar a una habitación descubre a un gato sentado a escasa distancia de usted.

Es probable que su reacción sea inmediata, con síntomas como estornudos, dificultad para respirar, irritación nasal o sarpullido. Los síntomas que aparecen de manera tan inmediata constituyen una reacción anafiláctica. Una reacción anafiláctica seria, si no se trata, puede provocar un bloqueo de las vías respiratorias, asfixia, fallo cardíaco e incluso la muerte.

Alergia a alimentos

Las reacciones alérgicas a alimentos siempre han sido una especie de misterio, tanto para los pacientes como para los facultativos que las tratan. Simplemente, no parece existir una explicación para los síntomas impredecibles, aunque a veces violentos, de una reacción alérgica a determinados alimentos. Los síntomas de una reacción alérgica son también difíciles de clasificar y de predecir. Por ejemplo, una persona alérgica puede experimentar malestar estomacal, náuseas, vómitos y diarrea al entrar en contacto con el alimento agresor. No obstante, estos mismos síntomas pueden ser provocados por el estrés o por una intoxicación. Como resultado de ello, el tratamiento de las alergias a alimentos requiere una gran cooperación entre el paciente y el facultativo, mostrándose ambos dispuestos a acometer un proceso minucioso y metódico para descubrir las alergias a alimentos específicos.

Alergia cutánea

En general, las alergias de la piel se incluyen dentro de tres categorías; erupción y urticarias, eczema y dermatitis de contacto. Las reacciones de la alergia cutánea pueden resultar de la exposición a plantas, productos químicos, cosméticos, lociones o muchas otras sustancias. Una alergia cutánea puede manifestarse de inmediato, por ejemplo, manchas en las manos o protuberancias supurantes o puede aparecer un día o dos después de la exposición al alérgeno. Los síntomas pueden desaparecer rápidamente o atormentar a la persona durante años.

La urticaria aparece en forma de ronchas rojas inflamadas. El eczema, que más comúnmente se asocia a los niños, y la dermatitis de contacto, ligada a los adultos, tienen síntomas que incluyen rojez, inflamación, picor, supuración y escamación de la piel.

Rinitis alérgica y fiebre del heno

El término «rinitis alérgica» se refiere a las irritaciones de la nariz causadas por los alérgenos. La rinitis alérgica suele designarse indistintamente con el término de «fiebre del heno», que se refiere a las alergias causadas por el polen. Quienes padecen de fiebre del heno, y son multitudes, sufren más durante la primavera, el verano y el otoño, cuando la producción de polen alcanza sus niveles máximos. Durante el otoño, las esporas del moho producido por las hojas caídas y húmedas también puede resultar irritante para quienes sufren de fiebre del heno.

Los síntomas de la rinitis alérgica y de la fiebre del heno son los mismos. Incluyen estornudos, descarga nasal acuosa, picor en el paladar blando, goteo posnatal, tos ocasional, laringitis y ojos llorosos. Asimismo, la inflamación de los conductos nasales puede conducir a la congestión, que bloquea los senos y provoca mucosidad y produce dolor de cabeza.

Las alergias que duran todo el año no son necesariamente el resultado de entrar en contacto con polen. Los aparatos de refrigeración pueden hacer circular por el aire las esporas del moho. Los sistemas de calefacción por aire también hacen circular las esporas del moho y el polvo doméstico. Quienes padecen de rinitis alérgica también pueden ser alérgicos al pelo y a las plumas de ciertos animales, a las plumas de almohadas y edredones y al relleno de tapicería.

Asma

El asma es una enfermedad muy compleja. Aunque en general se inicia en la infancia, puede persistir en la adultez, o incluso remite en intensidad durante la adolescencia para reaparecer unos años más tarde.

Los síntomas incluyen insuficiencia respiratoria, tos, fatiga y cierta opresión en el pecho. En algunas personas los síntomas de asma se producen raramente, mientras que otras los sufren de manera continua. Las condiciones que provocan los síntomas de asma varían muchísimo de un individuo a otro. Los activadores potenciales incluyen al ejercicio, ciertos alimentos, el humo del tabaco, un resfriado, una sensibilidad a la contaminación atmosférica, o alérgenos como el polvo doméstico, los hongos, las esporas, el polen y la caspa animal.

Mientras las alergias pueden afectar a muchas partes del cuerpo, el asma afecta a los pulmones. Aunque los médicos no están seguros de las razones, las vías respiratorias bronquiales de los pacientes de asma tienden a contraerse más fácil y rápidamente de lo normal. Se estrechan y esto restringe el flujo de aire. El resultado de este estrechamiento es un «ataque» de asma con dificultades respiratorias y fatiga.

Los síntomas de asma pueden ser relativamente leves y provocar algunas molestias secundarias. Pero también pueden ser graves e incluso mortales.

Causas del asma y de las alergias

Nadie sabe realmente qué es lo que causa la alergia y por qué las pautas de la respuesta alérgica difieren tanto de una persona a otra. El asma es igualmente misterioso, en especial cuando los síntomas aparecen durante unos años, desaparecen y luego reaparecen durante la adultez. La medicina natural considera que la alergia y el asma son el resultado de una variedad de factores interrelacionados. Mientras la medicina convencional se centra en causas como los factores hereditarios, los facultativos de medicina natural no se limitan al terreno de la fisiología, sino que tienen en cuenta también variables como el medio ambiente y la espiritualidad.

Los factores hereditarios

Con toda seguridad, la herencia es un factor determinante en la alergia y el asma, aunque el grado de incidencia depende del individuo. ¿Uno de sus progenitores, o quizá un tío, sufría de alergia? Si es así, ¿es usted alérgico a las mismas sustancias que sus familiares o a otras? Como el color de los ojos y la altura, la tendencia a padecer alergias es una característica hereditaria. Empero, aunque haya nacido con la predisposición genética a ser alérgico, no lo será automáticamente a alérgenos específicos. Para que se desarrolle la sensibilidad alérgica también deben estar presentes otros factores.

Lo mismo se aplica al asma. Estos factores son:

- Los genes específicos adquiridos de los padres.
- La exposición a uno o más alérgenos para los cuales tiene una respuesta genéticamente programada.
- El grado y la duración de la exposición.

Un niño que nace con tendencia a llegar a ser alérgico a la leche de vaca, por ejemplo, puede presentar serios síntomas de esta alergia varios meses después del nacimiento. La predisposición genética a llegar a ser alérgico a la caspa de gato puede requerir de tres a cuatro años de exposición a ese animal antes de que la persona presente síntomas, en caso de que la alergia vaya a manifestarse. Con la edad, estas personas también pueden llegar a ser alérgicas o no a otras sustancias ambientales. Igualmente, es posible desarrollar alergias sin tener ningún antecedente familiar de esta enfermedad.

Medio ambiente

Se reconoce que los contaminantes ambientales intervienen en una variedad de enfermedades, incluido el cáncer. Aunque su papel en la alergia y en el asma no se comprende en su totalidad, los contaminantes parecen contribuir tanto al desarrollo de la alergia como a la aparición de un ataque de síntomas.

Como resultado de respirar constantemente altos niveles de contaminación atmosférica, la salud general de los pulmones puede resultar afectada, de la misma manera en que le afecta el hecho de respirar el humo del tabaco. En consecuencia, los pulmones son mucho más sensibles a los alérgenos e igualmente más proclives al asma y a enfermedades como la bronquitis.

Dieta

Una dieta mala, que no incluya una combinación equilibrada de alimentos, también hace que el organismo sea susceptible a la enfermedad. Muchos facultativos de medicina natural creen que una dieta rica en grasas animales contribuirá al desarrollo de alergia y asma; también lo hará un a dieta rica en aditivos alimenticios, como conservantes y colorantes. Los facultativos de medicina natural convertirán a las recomendaciones dietéticas en parte del tratamiento.

Sentimientos

Para muchos de quienes padecen de alergia existe una conexión directa entre bienestar emocional y susceptibilidad a los alérgenos. El estrés lleva al sistema inmunológico al límite, lo cual puede conducirle a reaccionar, y de forma exagerada, a los alérgenos. Y el estrés es un círculo vicioso: una vez que comienzan los síntomas, el miedo y la ansiedad sensibilizan aún más al sistema inmunológico y los síntomas pueden empeorar. Las alternativas de medicina natural que abordan el aspecto emocional, como la meditación y la psicoterapia, favorecen un estado de relajación y equilibrio emotivo que, a su vez, puede servir para reducir los síntomas de alergia y asma.

Espiritualidad

La conexión entre cuerpo, mente y espíritu recibe cada vez mayor atención. Mientras la relación entre el cuerpo y la mente parece relativamente lógica, el espíritu sigue siendo un misterio. La definición de «poder supremo» incumbe a cada individuo, aunque la conexión con un poder supremo se traduce en sentimientos de equilibrio y serenidad, capaces de añadir sentido a la vida.

Su poder supremo puede ser Dios, Buda, un guía espiritual, su yo interior, el Universo, o cualquier concepto que considere significativo. Algunas personas creen que estar fuera de comunicación con un poder supremo puede exponerle a la enfermedad, mientras que la buena salud es el resultado de una unidad entre la mente, el cuerpo y el espíritu. Muchas alternativas de medicina natural, incluidas la macrobiótica y la visualización, favorecen la salud espiritual. Este enfoque global para entender los orígenes del asma y de la alergia también se refleja en los métodos con que la medicina natural trata a estas enfermedades.

A lo largo de los próximos capítulos expondremos métodos naturales para tratarlos síntomas de alergia y asma. Algunos de estos métodos ayudarán a aliviar esos síntomas; otros serán útiles en la prevención de su recrudecimiento. En las páginas siguientes se describen los más usuales.

Acupuntura

La medicina china se basa en la creencia en una energía universal que fluye a través de toda la naturaleza, incluido el cuerpo humano. Esta energía universal se denomina Chi. Cuando esta energía está equilibrada y fluye sin problemas por todo el cuerpo, el resultado es la buena salud. Cuando el chi está bloqueado en alguna parte del cuerpo, y por consiguiente desequilibrado, el resultado es la enfermedad. La energía fluye a lo largo de trayectos, o meridianos, que se extienden a través de los órganos del cuerpo. Estos órganos no son idénticos a los que identifica la medicina occidental. Llevan asociada una red energética más amplia.

Sobre la base de esta filosofía, la alergia y el asma son el resultado de un desequilibrio del chi. En el caso de la alergia, este desequilibrio puede conducir a la hipersensibilidad a sustancias como el polen y a una variedad de síntomas. Las causas de este desequilibrio difieren de un individuo a otro; no existen respuestas estándar. En estas causas se incluye al estrés, la dieta y la falta de ejercicio, además de muchas otras.

En tanto rama de la medicina china, la acupuntura es holística en su enfoque. La acupuntura implica la utilización de agujas muy finas que se insertan en varios puntos de los meridianos para restablecer el flujo de energía. Más que tratar la enfermedad y los síntomas específicos, el objetivo de la acupuntura es restablecer el equilibrio energético en el organismo. Cuando los diversos órganos y sistemas vuelven a estar en armonía, la enfermedad desaparece. Por ejemplo, cuando un acupuntor detecta fatiga y dificultad para respirar, tendrían que diferenciarse los diversos signos y síntomas para determinar si resultan de un exceso o de una deficiencia de energía, y cuáles son las redes energéticas del organismo implicadas. Por otra parte, es probable que un médico diagnostique el estado como asma y comience a prescribir medicamentos, sin proceder a esa diferenciación.

Aunque la acupuntura es útil para tratar dolencias específicas, también lo es para reducir los efectos del estrés. Como tal puede resultar provechosa para prevenir la aparición de síntomas de alergia y de asma. A menudo el tratamiento del asma y de las alergias es más efectivo cuando se dirige a la curación antes de que empeoren los síntomas.

Diagnosis: La clave para el tratamiento

En acupuntura no hay ningún diagnóstico rápido y fácil, porque cada paciente es considerado como un individuo, no simplemente como un conjunto de síntomas. Así, mientras se considera que la enfermedad es provocada por un bloqueo de energía, estos bloqueos pueden ser el resultado de causas que no son sólo físicas sino psicológicas. Por ejemplo, una intensificación de los síntomas de asma o alergia puede ser el resultado de la ruptura de una relación, lo cual ha hecho que la pena profunda que siente la persona afecte a sus pulmones.

Ésta es la razón por la cual en medicina china cada órgano se asocia con una emoción específica. La enfermedad puede resultar de un desequilibrio emocional y un desequilibrio en un órgano puede conducir también a un desequilibrio emocional. Las emociones hacen que el chi fluya de determinadas maneras. Por ejemplo, en la ira el chi asciende hasta la cabeza y los hombros, mientras que en el miedo el chi desciende a los pies.

Los acupuntores trabajan durante años en el desarrollo de sus aptitudes para diagnosticar aprendiendo a tratar a la persona como un todo basándose en una variedad de componentes. Cuando realiza un diagnóstico, el acupuntor está buscando las claves para los desequilibrios que pueden existir; una vez hecho el diagnóstico, comenzará a tratar esos desequilibrios. De este modo, el proceso de diagnóstico será el mismo para un individuo aquejado de alergia o asma que para alguien con síntomas de dolor de espalda o ansiedad. De acuerdo con la formación del acupuntor, los aspectos más importantes de la diagnosis son el control del pulso, el examen de la lengua y la palpación de los meridianos.

Pulso

Tradicionalmente, sentir el pulso ha sido uno de las técnicas básicas del acupuntor, en especial para aquellos formados en estilos chinos de acupuntura. Otras formas de formación utilizan el pulso sólo como una confirmación de otras técnicas de diagnóstico. Algunos acupuntores (en particular los que se orientan más hacia los meridianos y la palpación) pueden no utilizar el pulso en absoluto. Más que sentirlo durante unos segundos y calcular el ritmo, como en la medicina occidental, los acupuntores sienten el pulso en tres posiciones diferentes del brazo, empleando dos presiones distintas en cada pulso para recibir información sobre cada uno de los meridianos. El acupuntor no sólo cuenta los pulsos, sino que también determina la manera en que los siente. Lo que busca determinar es la naturaleza de la energía presente en el cuerpo, en qué partes se halla en equilibrio y en cuáles puede haber exceso o deficiencia.

Lengua

Además del pulso, el acupuntor también se centra en la lengua para hacer un diagnóstico. Al examinar la lengua, el facultativo comprueba el color para detectar excesos o deficiencia de yang o yin. Si la lengua está inflamada o presenta una capa blanquecina o amarillenta, ello dará información al acupuntor acerca del equilibrio de energía. Además, las zonas de la lengua corresponden a importantes órganos del cuerpo, como el estómago y la vesícula, y las anomalías que se observen en ella pueden indicar desequilibrios de energía en uno de esos órganos.

Aunque el examen del pulso y de la lengua es la herramienta clásica que el acupuntor puede emplear para hacer un diagnóstico, también son importantes otros factores, que se describen a continuación.

Palpación y tacto

El acupuntor tiene un refinado sentido del tacto y es capaz de detectar desequilibrios palpando el recorrido de un meridiano. Además, el acupuntor puede palpar el hara, la zona que va desde el hueso púbico hasta la caja torácica en busca de lugares de congestión o deficiencia, puntos calientes o fríos, etc. Esto le brindará información detallada acerca de los desequilibrios energéticos en el cuerpo y ello le servirá para seleccionar los puntos de acupuntura en los que puede basarse.

Color facial

Cuando el chi, o energía, está desequilibrado, pueden aparecer cambios en el color del rostro. Los ejemplos más obvios son palidez o enrojecimiento. No obstante, un acupuntor está formado para detectar cambios más sutiles, en especial alrededor de la boca y en las sienes.

Olor

Los desequilibrios de energía también pueden provocar olores corporales específicos. Por ejemplo, la fiebre puede cambiar el olor del sudor. Pero muchas personas tienen olores particulares que se asocian a desequilibrios energéticos particulares.

Sabor

La preferencia por sabores diferentes, como dulce, picante o amargo, puede modificarse como resultado de desequilibrios, y la pauta de estos cambios es útil para determinar su fuente.

Emoción y tono de voz

El desequilibrio emocional suele revelarse en el tono de voz. Los acupuntores aprenden a discernir el tono de voz de un paciente y lo utilizan para diagnosticar un estado emocional o un desequilibrio agudo.

Diagnóstico de las causas

Los acupuntores también observan otros factores para diagnosticar qué es lo que puede estar provocando los síntomas de asma o alergia. Estos factores incluyen el estado espiritual general, el efecto del clima sobre los síntomas, las horas del día en que se está más y menos energizado, y las estaciones y temperaturas en las que la persona se siente más cómoda.

Al contrario de la medicina occidental, en la medicina oriental una enfermedad puede tener muchas pautas que indican ausencia de armonía y, por consiguiente, muchos tratamientos diferentes. Por ejemplo, tres pacientes con asma pueden tener tres desequilibrios energéticos diferentes.

El papel de los síntomas

El tipo de síntomas puede indicar la naturaleza del problema. La congestión del pecho indica problemas en los pulmones, pero puede deberse a un desequilibrio en las energías del bazo/estómago, que se traduce en exceso de flema. Sin embargo, un acupuntor extenderá su análisis más allá de lo obvio para detectar otras causas subyacentes. Por ejemplo, aunque los pulmones puedan estar funcionando de manera deficiente, ello quizá sea el resultado de un desequilibrio en otro órgano. En otras palabras, hay que considerar al cuerpo como un equilibrio homeostático donde un cambio en una esfera afecta a las demás.

Los síntomas de la alergia y del asma pueden ser el resultado de anomalías en órganos que, en apariencia, no se relacionan con la afección en términos occidentales. Lo más probable es que los síntomas sean el resultado de desequilibrios que afectan a múltiples esferas. El modo en que estos desequilibrios se producen en el primer momento es el resultado de muchos factores diferentes. Aquí entra en juego lo hereditario.

Las emociones, no sólo aquellas que se expresan, sino también esas que pueden estar reprimidas, como la ira, pueden conducir a un desequilibrio.

Las toxinas incorporadas al organismo a partir del medio ambiente y de los alimentos que se ingieren se sumarán a esos desequilibrios.

Un acupuntor también escuchará lo que el paciente tenga que decir sobre sus síntomas. Entre las preguntas que un acupuntor podría formular figuran:

- ¿Le resulta más difícil aspirar o espirar?
- ¿La opresión que siente se extiende verticalmente desde el centro del pecho hacia abajo, o más horizontalmente a lo ancho de la parte superior del pecho?
- ¿En qué estación empeoran sus síntomas?
- ¿Le parece que los síntomas empeoran cuando está sometido a estrés? ¿Qué clase de estrés?

Las respuestas a estas preguntas ayudarán al acupuntor a discriminar entre diferentes pautas de desequilibrio. Después de analizar esta amplia variedad de indicadores, desde el pulso a las emociones pasando por la lengua, el acupuntor hace un diagnóstico de las causas más probables de los síntomas e inicia un período de tratamiento.

Tratamiento del asma y de la alergia con acupuntura

La acupuntura es tanto un arte como una ciencia. El enfoque inicial del facultativo para el tratamiento se basa en la experiencia y en la intuición. Si los síntomas son debilitadores, por ejemplo dificultad respiratoria, congestión excesiva o eczema y producen molestias, el facultativo podría comenzar por centrarse en brindar alivio inmediato de los síntomas. Este enfoque se basa en uno de los principios de la medicina oriental: en situaciones agudas, primero hay que tratar la rama. En estados crónicos, se trata la raíz del problema.

En acupuntura el diagnóstico es un proceso en curso. Los síntomas pueden aliviarse, pero las afecciones subyacentes también deben mejorar. El profesional puede determinar esto comprobando el pulso, la lengua y otros signos, y utilizando la palpación. Si no se produce mejoría, deberá corregir se el enfoque.

Aromaterapia

La aromaterapia, utilización de aceites esenciales para la curación, existe desde hace miles de años, aunque el interés que despierta se ha acrecentado en los últimos años a medida que la gente se siente más atraída por las ventajas de la salud natural. La aromaterapia es un enfoque holístico que se centra en la administración de aceites esenciales para fomentar las aptitudes curativas naturales del cuerpo.

Los aceites que se emplean en aromaterapia se elaboran a partir de los glóbulos aromáticos de las plantas. Estos glóbulos aromáticos se encuentran en diversas partes de las plantas. A continuación se indican estas partes y se incluyen ejemplos de los aromas que producen:

Flores: manzanilla, rosa y jazmín.
Hojas: melisa, salvia y tomillo.
Raíces: vetiver y angélica.
Frutos y semillas: coriandro, alcaravea y anís.
Parte de madera: cedro, sándalo y palisandro.
Corteza: canela.
Resina: (utilizada para incienso) benjuí, mirra y sándalo.
Piel de frutos: naranja, limón y bergamota.

Un aromaterapeuta experto está formado para usar con eficacia en un tratamiento esencias destiladas. Se cree que estos aceites esenciales contienen una fuerza vital portadora de energía que puede administrarse a los seres humanos para fomentar la curación. No existen dos plantas iguales en términos de aroma o esencia. Como consecuencia de ello, cada aceite vegetal esencial, como los de jazmín, rosa y sándalo, posee propiedades únicas, y se utiliza para curar dolencias específicas.

Como la palabra aroma indica, la aromaterapia implica al sentido del olfato. Existe una base científica para este tratamiento. Las moléculas de la fragancia llegan al cerebro durante el proceso respiratorio, que se inicia en el bulbo olfativo, localizado encima y a ambos lados de la cavidad nasal interna. El bulbo olfativo, llamado epitelio olfativo, está revestido de células nerviosas olfativas cubiertas de una fina capa mucosa. Cada célula nerviosa, que se renueva mensualmente, contiene unos pelos microscópicos, llamados cilios, que actúan como receptores. Las células de la membrana olfativa son células neuronales y a través de esa membrana el sistema nervioso central se expone directamente al medio ambiente. Cada vez que respiramos recogemos información sobre nuestro entorno.

Aunque los científicos no están seguros del modo en que funciona todo este proceso, saben que el sentido del olfato requiere la presencia de moléculas odoríferas. Durante el proceso de respiración, estas moléculas hacen registros en el cerebro, estimulando a los cilios en las células nerviosas olfativas. En consecuencia, aunque usted quizá no sea consciente del origen de un olor específico, la parte subconsciente de su mente es alertada de su presencia y reacciona en, consonancia. El resultado puede ser una enfermedad, como en el caso de una reacción alérgica, o energía positiva. El objetivo de la aromaterapia es incorporar esta energía positiva a su organismo.

Los estímulos introducidos en el sistema nervioso central, a través de los olores, se traducen en la liberación de neurotransmisores. A su vez, estos neurotransmisores pueden producir efectos, como reducción del dolor y sensación de bienestar. La serotonina, uno de los neurotransmisores, se traduce en una sensación de relajación, mientras que las endorfinas pueden estimular sensaciones sexuales. Todo depende del olor específico que se haya introducido. Y aquí está la clave acerca del modo en que la aromaterapia puede contribuir a aliviar la alergia. Así como se aspiran alérgenos que se traducen en reacciones de rinitis alérgica y fiebre del heno, también puede aspirarse alivio utilizando técnicas de aromaterapia.

Aplicación de la aromaterapia

El mejor modo de iniciar la aplicación de la aromaterapia consiste en dar con un aromaterapeuta cualificado. Esta persona será capaz de escoger los aceites esenciales más convenientes para su afección, de advertirle de los peligros potenciales que puedan presentar y de enseñarle la mejor manera de aplicarlos para obtener el máximo provecho. La aplicación efectiva de la aromaterapia también supone que los aceites esenciales sean de alta calidad. Estos aceites pueden comprarse al aromaterapeuta, en una tienda naturista o por medio del sistema de venta por correo. Es importante saber con exactitud qué es lo que se compra, puede una dosis de determinados aceites que no este convenientemente diluida puede resultar tóxica. Aquí es donde deben tenerse en cuenta escrupulosamente las indicaciones del aromaterapeuta. Además, los aceites esenciales empleados en aromaterapia pueden aplicarse de diversos modos. Por ejemplo, pueden inhalarse, tomarse oralmente o frotarse sobre la piel. La administración depende del aceite que se utilice, del motivo por el cual se use, y de otros factores que pueden ser el embarazo y el asma. Ésta es otra razón por la cual deben seguirse las indicaciones del aromaterapeuta.

La lámpara de aroma

La herramienta más común usada en aromaterapia es la lámpara de aromas. Las lámparas de aroma consisten en pequeños recipientes para agua en forma de cuenco, que se calientan por la base mediante una velita o una lamparilla eléctrica. Se añaden al agua unas gotas del aceite esencial, cuya cantidad depende del efecto deseado así como del tamaño de la habitación en la que se utiliza la lámpara.

El calor hace que el vapor del agua se eleve hacia el aire, junto con las moléculas de fragancia. En general, las lámparas son de vidrio o porcelana. Entre los aceites indicados para las reacciones de rinitis alérgica, y usados comúnmente en una lámpara de aromas, se cuentan los de rosa y lavanda, que disminuyen el estrés, y los de eucalipto o hisopo; que reducen el impulso de toser y ayudan a despejar la congestión.

Los aceites esenciales también pueden agregarse a un humidificador de ambientes o colocarse en un recipiente con agua cerca de un radiador. Un medio más directo de administrar aromaterapia es a través de la inhalación, que resulta particularmente útil para la congestión y la tos. Las gotas de aceite se agregan a un recipiente con agua caliente y humeante. Luego la persona se tapa la cabeza con una toalla, inclina el rostro sobre el recipiente y respira hondo. Entre los aceites que pueden utilizarse de esta manera figuran la angélica y el ciprés, para calmar el dolor de senos nasales y frontales y la congestión, y el tomillo y la salvia, para aliviar la tos. Una variación de este método consiste en verter unas gotas en un pañuelo, colocarlo debajo de la nariz y respirar hondo. Esto es particularmente indicado si se desea evitar el uso de vapor.

La aromaterapia puede administrarse mediante compresas calientes. Esto no sólo favorece la relajación, sino que también ayuda a que los aceites penetren profundamente en los poros de la piel. Para emplear este método, vierta unas gotas de aceite en un recipiente con agua caliente. Sumerja una toallita en el agua, estrújela y luego aplíquela sobre la parte del cuerpo que quiera tratar. Cuando la compresa se enfríe quítela y, si lo desea, repita este procedimiento con más agua caliente. Para relajación, use aceites como los de romero y manzanilla. Las compresas heladas pueden prepararse de la misma manera empleando agua muy fría. Una compresa fría con menta o limoncillo puede aliviar el dolor de cabeza que acompaña a la rinitis alérgica y a la fiebre del heno.

Los aceites esenciales aplicados directamente a la piel pueden resultar útiles para aliviar los síntomas de la rinitis alérgica y de la fiebre del heno. Puede preparar fácilmente sus propios aceites curativos mezclando aceites esenciales con un aceite de base y luego masajeando con la mezcla distintas partes de su cuerpo. Los aceites esenciales usados en aromaterapia pueden mezclarse fácilmente con aceites «grasos» sin procesar o procesados en frío, que también fomentan la curación, como los aceites vegetales no saturados y los aceites minerales. Los aceites de jojoba, germen de trigo, oliva, áloe y coco, que pueden comprarse en las tiendas naturistas, son especialmente útiles en este caso.

Los aceites esenciales pueden ingerirse oralmente, pero se aconseja hacerlo con suma prudencia. Algunos aceites pueden resultar tóxicos y provocar irritación de los tejidos blandos, así como efectos negativos sobre órganos vitales. Los aceites no sólo deberían estar bien diluidos, sino que únicamente deberían utilizarse si se trabaja con un aromaterapeuta. Los aceites de menta y de lavanda figuran entre aquellos que pueden ingerirse oralmente sin peligro; los demás no deberían utilizarse de este modo sin asesoramiento cualificado. Los jarabes para la tos, tanto para adultos como para niños, basados en aceites esenciales también pueden ser particularmente provechosos.

Asimismo, los aceites esenciales pueden añadirse al agua del baño o mezclarse con tierra para preparar una cataplasma curativa.

Medicina botánica

La medicina botánica, también llamada medicina herbal o herbalismo, es una de las artes curativas más básicas y a menudo se la ha denominado como el «arte de la simplicidad». La medicina herbal es relativamente simple porque se basa en hierbas que son fáciles de obtener y de utilizar; también es relativamente simple porque una hierba puede emplearse para tratar una variedad de enfermedades, incluidos los síntomas asociados a la rinitis alérgica y a la fiebre del heno.

Las hierbas cumplen tres funciones básicas en el tratamiento. En primer lugar, favorecen la eliminación y la desintoxicación, es decir, la limpieza del organismo de impurezas. Los preparados herbales que actúan como laxantes y diuréticos contribuyen a este proceso, como lo hacen también aquellos que purifican la sangre. Las hierbas ayudan asimismo a conservar la salud al contrarrestar los síntomas físicos asociados a la enfermedad, y promover la curación y la recuperación. Además, las hierbas desarrollan y fortalecen a los órganos.

Una de las principales teorías del herbalismo sostiene que lo más probable es que las hierbas necesarias para tratar las dolencias de una persona se hallen disponibles dentro de su zona geográfica. No siempre hay que viajar de un lado a otro del país o del mundo para encontrar lo que se necesita. La razón de esta disponibilidad local es que muchas de las afecciones, incluidas las alergias, pueden estar relacionadas, e incluso ser causadas, por el medio en que se vive. Así como usted adopta las características de su entorno, lo mismo hacen las hierbas. De este modo, las hierbas que existen a su alrededor son las que mayor probabilidad tienen de resultar útiles, porque se basan en la energía curativa de su medio ambiente local. Así, el tratamiento de sus alergias con las hierbas de su entorno es algo similar a recibir vacunas que contienen los alérgenos que más le afectan.

Muchas hierbas son relativamente suaves y tendrán un ligero efecto sobre el organismo. Por ello, si desea obtener más alivio de una hierba, quizá deba utilizar cantidades mayores. Además, para experimentar efectos más espectaculares y rápidos, quizá tenga que «impresionar» a su organismo eligiendo hierbas de otro entorno. Estas hierbas pueden usarse solas o en combinación con las de su zona geográfica.

Las hierbas funcionan de modos diferentes, de acuerdo con la enfermedad que se esté tratando y de la cantidad que se haya elegido. En general, las hierbas deberían comenzar a surtir efecto dentro de tres días, siempre y cuando se sigan las instrucciones de uso. Estas instrucciones podrían incluir no sólo cómo y cuándo administrar la medicación herbal, sino también los cambios asociados que deberían introducirse en la dieta. Con todo, las hierbas son similares a los antibióticos de la medicina moderna en el sentido de que, incluso después de la desaparición de los síntomas, debería continuarse el tratamiento durante una semana o más para experimentar los efectos positivos en todo el organismo. Cuando la medicina botánica se aplica a un estado crónico, de duración prolongada, como las alergias, quizá también sea necesario continuar el tratamiento herbal durante un período de tiempo prolongado, que puede durar meses.

Cómo curan las hierbas

En Occidente las hierbas se han utilizado tradicionalmente para tratar síntomas, mientras que en otras partes del mundo, en especial en Oriente, el tratamiento con hierbas aspira a hallar curas reales. Algunos profesionales de Occidente están ampliando su visión del modo en que las hierbas pueden emplearse en un tratamiento, en parte debido al interés acrecentado por las medicinas naturales. Los pacientes se muestran más dispuestos a ampliar su visión, y con ello sus expectativas, acerca de lo que realmente pueden hacer las hierbas.

Una razón importante por la cual la gente deposita más fe en la medicina botánica se debe a una mayor conciencia de la filosofía oriental que sustenta el uso de hierbas en el tratamiento, y en la curación, de la enfermedad. Esta filosofía se basa en los conceptos de energía de calentamiento y de enfriamiento. Cada hierba tiene su propia energía de calentamiento o de enfriamiento, y cada una produce en el cuerpo reacciones de enfriamiento o de calentamiento. Por ejemplo, las hierbas «calientes» aceleran el metabolismo del organismo, mientras que las «frías» lo desaceleran.

La comprensión de esta energía, y del modo en que debe utilizarse para restablecer el equilibrio en el cuerpo, es una de las claves para elegir las hierbas que se emplean en el tratamiento y la manera de emplearlas.

En general, las hierbas de color amarillo, rojo o anaranjado producen energía caliente, mientras que las de tonos oscuros, incluidos el azul y el púrpura, pueden clasificarse como hierbas más frías.

Otro modo de determinar si una hierba es caliente o fría es a través de su sabor. Las hierbas con un sabor acre producen energía caliente. Estimulan la circulación de la sangre y la energía del sistema nervioso, fomentando también el apetito y contribuyendo a reducir la producción de mucosidad. Las hierbas picantes son especialmente útiles para reducir la congestión nasal que resulta de la rinitis alérgica y de la fiebre del heno. Entre las hierbas picantes figura el jengibre y la pimienta de cayena.

Las hierbas de sabor salobre se consideran fuentes de energía fría. Ayudan a regular el equilibrio de los líquidos, y son provechosas para relajar los músculos y tratar el estreñimiento. Las hierbas de sabor agrio también son enfriantes y en dosis adecuadas resultan igualmente útiles para detener la producción excesiva de mucosidad, así como para estimular la digestión y tonificar los músculos. Las hierbas agrias incluyen a las bayas, y a las peladuras de limones y naranjas. Las hierbas amargas, como el diente de león, también son enfriantes y suelen utilizarse para tratar la inflamación. Las hierbas dulces pueden ser calentadoras o enfriantes, en función de sus características específicas.

Las hierbas también se clasifican de otras maneras. Por ejemplo, las hierbas se desplazan en direcciones diferentes, «descendiendo por el cuerpo» o «flotando en la parte superior» y atrayendo las toxinas hacia afuera. La dirección de una hierba depende en parte de los síntomas sometidos a tratamiento y del modo en que se administre la hierba.

Alergias de carácter frío o caliente

La rinitis alérgica y la fiebre del heno, así como otras alergias, pueden considerarse de carácter frío o caliente. El profesional de medicina botánica hará este diagnóstico examinando minuciosamente la salud general del paciente. Por ejemplo, la mucosidad excesiva puede ser el resultado de un estado frío, mientras que el dolor de garganta puede ser un estado caliente. Antes de tomar una decisión, examinará la lengua del paciente, observará la presencia o la ausencia de sudor y comprobará su apetito y digestión, así como los factores relacionados.

En otras palabras, los profesionales de medicina botánica se formarán una opinión amplia acerca de la alergia. La mayoría de los herbalistas examinará detenidamente el estilo de vida y los hábitos alimenticios de la persona, el tipo de síntomas que tiene y el momento en que se producen, y luego elaborará un plan individual adaptado a sus necesidades. A continuación elegirá las hierbas con propiedades específicas para reducir los síntomas y contribuir a fortalecer al cuerpo para que resista nuevos ataques.

Las propiedades de las hierbas

Las hierbas son multifacéticas: una sola hierba puede tener una variedad de efectos positivos sobre los diversos órganos y sistemas del cuerpo humano. Cuando se utilizan en combinación, estos efectos se multiplican. Y puesto que un solo estado, como la rinitis alérgica o la fiebre del heno, está asociado tanto con una gama de síntomas diferentes como con varios efectos debilitantes sobre el cuerpo, un tratamiento bien enfocado que incluya una variedad de hierbas puede resultar útil para aliviar los síntomas y fortalecer al cuerpo. En general, las hierbas se describen en términos de los efectos que tienen sobre el cuerpo humano. Estos efectos se conocen como sus propiedades. Puesto que cada hierba tiene una estructura única, que se traduce en reacciones diferentes, en función del modo en que se use, puede poseer múltiples propiedades:

Alterantes

Las hierbas alterantes son aquellas que resultan útiles para alterar un estado, como artritis, infecciones, problemas cutáneos y toxicidad general. Entre ellas figuran la equinacea, la ortiga, la consuelda y el ginseng.

Analgésicas

Las hierbas analgésicas alivian el dolor, incluidos los dolores de cabeza asociados con la congestión. Las hierbas con propiedades analgésicas incluyen a la nébeda, la manzanilla y la escutelaria.

Antiácidas

Las hierbas antiácidas alivian la producción excesiva de ácido estomacal, como los preparados que podrían comprarse en la farmacia, mientras que también ayudan a calmar y proteger las paredes del estómago. Entre las hierbas antiácidas se cuentan el hinojo y una variedad de olmo.

Antiasmáticas

Tal como la palabra implica, algunas hierbas son útiles para el tratamiento del asma, porque ayudan a dilatar los conductos bronquiales y a desintegrar la mucosidad. Las hierbas antiasmáticas incluyen a la consuelda, el verbasco y la fárfara.

Antibióticas

Las hierbas que contribuyen a matar los gérmenes y combatir la infección, mientras refuerzan al sistema inmunológico, incluyen a la chaparra, la equinacea, el tomillo y el ajo.

Anticatarrales

Las hierbas con propiedades anticatarrales se emplean para eliminar la mucosidad excesiva, en general a través del sudor, la orina o las heces. Entre ellas se cuentan la canela, el anís y la salvia.

Antipiréticas

Hierbas antipiréticas son aquellas que resultan útiles para reducir o prevenir la fiebre, debido a su capacidad para estimular en el cuerpo una acción de enfriamiento. Estas hierbas incluyen a la escutelaria y la albahaca.

Antisépticas

Las hierbas antisépticas pueden aplicarse a la piel para reducir el desarrollo de bacterias. La mirra y el ajo son ejemplos de hierbas antisépticas.

Antiespasmódicas

Las hierbas antiespasmódicas ayudan a relajar los espasmos musculares, por lo que el cuerpo puede utilizar su energía para el proceso curativo. Estas hierbas incluyen a la valeriana y a la ruda.

Astringentes

Las hierbas astringentes se utilizan en el tratamiento de inflamación y hemorragia, e incluyen a la caléndula y la mirra.

Carminativas

Las hierbas con propiedades carminativas se utilizan para aliviar los gases y los dolores intestinales, e incluyen al anís, el hinojo, el comino, el jengibre y la menta.

Colagogas

Las hierbas colagogas actúan como laxantes al estimular el proceso de eliminación, e incluyen a la mandrágora, el ñame silvestre y el regaliz.

Demulcentes

Las hierbas con propiedades demulcentes se usan internamente para calmar a los tejidos inflamados y prevenir el daño tisular. Las hierbas demulcentes incluyen al malvavisco, al olmo y a la pamplina.

Diaforéticas

Las hierbas diaforéticas son aquellas que producen sudor, y en general se administran en la forma de un té muy caliente. Este sudor hace que las toxinas y otras impurezas sean expulsados del organismo. Las hierbas diaforéticas incluyen la pimienta de cayena, el jengibre y la menta.

Diuréticas

Las hierbas diuréticas favorecen el flujo de orina, y son útiles para tratar la hinchazón, la inflamación y los problemas cutáneos como la urticaria. Entre las hierbas que actúan como diuréticas se cuentan la cola de caballo, la ortiga y el diente de león.

Eméticas

Las eméticas inducen el vómito, permitiendo que el estómago se vacíe de impurezas que pueden conducir a otras reacciones. Las hierbas eméticas incluyen a la malagueta, a la ipecacuana y a la semilla de mostaza negra.

Emolientes

Las hierbas con propiedades emolientes se emplean externamente para calmar y proteger a la piel. Pueden ser especialmente útiles durante una reacción cutánea alérgica. Las hierbas emolientes incluyen a la raíz de consuelda, la pamplina y el malvavisco.

Expectorantes

Las hierbas expectorantes ayudan a eliminar el exceso de mucosidad a través de la tos. Estas hierbas incluyen la fáraga, el marrubio, el eucalipto y la salvia.

Laxantes

Las hierbas laxantes estimulan los movimientos intestinales e incluyen a la corteza de cáscara sagrada ya la raíz de ruibarbo.

Nervinas

Las hierbas nervinas favorecen la relajación y una mayor serenidad mental. En función de otros síntomas y de las hierbas que se utilicen para tratarlos, con este fin pueden emplearse una considerable variedad de hierbas.

Rubefacientes

Las hierbas rubefacientes suelen aplicarse a la piel, en cataplasmas, por ejemplo para eliminar la congestión y la inflamación del cuerpo. Las hierbas utilizadas como rubefacientes incluyen al eucalipto, la canela y el aceite de semilla de mostaza.

Sedantes

Las hierbas con propiedades sedantes ejercen un efecto calmante sobre el sistema nervioso similar al de las hierbas nervinas, e incluyen a la nébeda, la flor de la pasión, la valeriana, la manzanilla y la escutelaria.

Sialogogas

Las hierbas sialogogas estimulan la producción de saliva y así ayudan en el proceso de digestión. Estas hierbas incluyen al ginseng, la pimienta de cayena, el anís, el diente de león y el romero.

Tónicas

Las hierbas tónicas tienen un efecto positivo y promotor de la salud sobre todo el cuerpo. Muchas hierbas tienen esta propiedad, de acuerdo con el modo en que se administren y de los síntomas que presente la enfermedad.

La utilización de hierbas en tratamientos

El cuerpo responderá en una variedad de diferentes maneras al tratamiento con medicina botánica en función de los factores que incluya su dolencia, de los tipos y cantidades de las hierbas empleadas, y del modo en que se apliquen. Como se verá más adelante, la ingestión de hierbas no es la única manera de aplicarlas. También pueden usarse en cataplasmas y ungüentos, por ejemplo.

Cuando las hierbas se utilizan para tratar alergias y estados relacionados como la ansiedad, el cuerpo puede tener una variedad de respuestas. Una hierba puede servir para eliminar toxinas si se usa como un purgante o para estimular la sudoración. Otras tendrán un efecto fortalecedor. Es importante recordar que si las alergias han debilitado al cuerpo, la utilización de una hierba purgante puede agravar aún más ese estado. Por ello, como en el caso de otros tratamientos naturales, es una buena idea asegurar se de que se sabe cómo podría responder el cuerpo a una hierba determinada. Algunas de estas respuestas se tratan a continuación.

Estimulación

Según los profesionales de medicina botánica, el cuerpo tiene su propia capacidad natural para combatir la enfermedad. Sin embargo, debido a las toxinas presentes en el entorno, a los malos hábitos alimenticios y al estrés de la vida cotidiana, esta capacidad puede haberse reducido. En el caso de la rinitis alérgica, el sistema inmunológico puede estar tan bombardeado por alérgenos que, al menos temporalmente, ha perdido la capacidad de discernir entre las sustancias inofensivas y aquellas que requieren una actitud defensiva. En consecuencia, se ataca a sí mismo.

Las hierbas pueden emplearse para estimular a las defensas naturales del organismo y hacer que vuelvan a cumplir su función, de modo que el sistema inmunológico responda adecuadamente al entorno, pasando por alto a los elementos inofensivos y resistiendo a aquellos que pueden hacer daño. Muchas dolencias pueden ser causadas por desarreglos en los sistemas circulatorio, linfático y otros, lo cual se traduce en zonas de inactividad en el cuerpo. Como consecuencia de ello, la persona puede sentirse abatida y es probable que los síntomas se manifiesten fácilmente. Los estimulantes herbales sirven para intensificar el metabolismo y aumentar la circulación. En efecto, esto «calienta» al cuerpo, algo particularmente útil cuando la persona siente que se avecina un «ataque» de síntomas. Los estimulantes restablecen la vitalidad y, fundamentalmente, hacen una puesta a punto del organismo. Las hierbas reconocidas por su utilidad como estimulantes incluyen al jengibre, la pimienta negra, el ajo y la pimienta de cayena.

La estimulación mediante hierbas también ayuda a reanimar al aparato digestivo. Los restos de alimentos que contribuyen a los bloqueos se eliminan más rápidamente, incluidas sustancias como el azúcar que por su estructura única puede hacer que una persona sea más susceptible a los alérgenos presentes en su entorno. Y si su estado incluye además alergia a determinados alimentos, los efectos estimulantes de las hierbas también ayudarán a reducir los síntomas como indigestión y retortijones.

Sin embargo, no todos los estimulantes son beneficiosos para el organismo. Por ejemplo, algunos tés son acídicos y pueden afectar al estómago. Además, los estimulantes deben usarse con cautela. Por ejemplo, si se trata de un estado prolongado, y la rinitis alérgica y la fiebre del heno encajan en esta categoría, el uso de estimulantes puede ser útil para realinear las defensas. Empero, añadir demasiada estimulación al organismo de golpe puede resultar perjudicial para un sistema inmunológico que ya está en «alerta roja» ante la amenaza de invasión por asaltantes ambientales.

Los estimulantes herbales deben emplearse con cautela para evitar llevar al organismo al límite. En general, el herbalista introducirá estas hierbas en forma lenta, posiblemente en combinación con otras que ayudarán al cuerpo a mantener sus defensas naturales. Y si los síntomas de alergia incluyen problemas cutáneos como sarpullidos, los estimulantes pueden servir para empeorar el estado.

Tranquilización

Quienes padecen de alergia suelen experimentar irritación y nerviosismo, aunque sigue sin saberse con claridad cómo contribuyen los estados psicológicos a los síntomas alérgicos. En todo caso, los preparados herbales que producen un efecto calmante, o tranquilizante, pueden resultar útiles aquí. Esto no sólo sirve para calmar al sistema inmunológico a fin de que no reaccione tan rápida y violentamente a los alérgenos, sino también para crear un entorno interior que permita que la curación siga su curso.

Las hierbas calmantes incluyen a la raíz de consuelda y a alimentos como la cebada, que tienen el mismo efecto reconfortante. Otras hierbas, como la escutularia, pueden emplearse para nutrir al sistema nervioso y ponerlo en equilibrio en relación con las demás partes del cuerpo. Las hierbas tranquilizantes suelen utilizarse en conjunción con otras, incluidas aquellas que estimulan a los órganos con rendimiento menoscabado, y también ayudan a mantener el equilibrio general del cuerpo.

Purificación de la sangre

La necesidad de purificar la sangre y de eliminar así las impurezas que resultan de una mala nutrición, del medio ambiente y el estilo de vida, es una preocupación importante de los profesionales de la medicina botánica. En realidad, la mayoría de estos profesionales considera a la purificación de la sangre como la clave para la eliminación de la mayoría de las enfermedades. La sangre transporta sustancias tóxicas como ciertos ácidos, la mayoría de los cuales son el resultado directo de los productos químicos que se ingieren y se respiran. Y cuando se produce un funcionamiento inadecuado de uno de los órganos del cuerpo, o del sistema inmunológico, se añaden aún más toxinas.

Para neutralizar los ácidos en la sangre pueden resultar útiles hierbas como el diente de león, mientras que otras estimulan a órganos como los riñones para obtener un mejor resultado en la eliminación de toxinas. La hierba equinácea suele ser la más utilizada para purificar la sangre y el sistema linfático.

En general, la purificación de la sangre es necesaria para combatir infecciones como la neumonía, incluidas aquellas que pueden resultar de una reacción alérgica. Además, la eliminación de toxinas de la sangre ayuda al cuerpo a restablecer sus defensas naturales, a fin de que sea menos susceptible a las reacciones violentas contra sustancias como el polen.

Tonificación

Las hierbas también pueden emplearse para desarrollar la energía de órganos específicos, en particular si se está bajo de energía y se es susceptible a cualquier enfermedad o alérgeno que aparezca. Estas hierbas se definen como tonificantes y son especialmente útiles si está recuperándose de una enfermedad o de una reacción alérgica seria, así como si padece una dolencia crónica. Las hierbas tonificantes también contribuyen a mantener la salud general, incluida la capacidad del sistema inmunológico para responder a los alérgenos con eficacia.

Los tonificantes suministran nutrientes como las vitaminas que alimentan a los órganos. Algunas de las hierbas más comúnmente usadas como tonificantes incluyen a las algas marinas y a la alfalfa. En un momento determinado algunos órganos pueden estar funcionando por debajo de su rendimiento normal, mientras que otros quizá trabajan más duro para compensarlo. Esto es particularmente cierto cuando se ha padecido una enfermedad o se ha tenido un alto nivel de toxinas en el organismo. Los tonificantes ayudan a blindar equilibrio y a estimular la energía de los órganos, a fin de que los diversos aparatos y sistemas del cuerpo trabajen más en forma conjunta.

Las hierbas tonificantes deben usarse con cuidado. Si uno o más órganos están trabajando por debajo de su rendimiento normal, la administración de un tonificante quizá incremente la energía de otros órganos, lo cual podría acentuar aún más el desequilibrio entre los diversos sistemas y aparatos que integran el cuerpo. En general, el profesional de medicina herbal irá introduciendo en el organismo tonificantes más suaves en forma gradual, controlará los resultados y luego reforzará los tonificantes y hará los ajustes que considere necesarios.

Equilibrio de los líquidos

Los profesionales de medicina botánica creen que para mantener la salud general los líquidos corporal es deben estar en equilibrio. Este equilibrio puede cambiar con rapidez. Por ejemplo, cuando tiene una reacción emocional también puede experimentar un cambio en el equilibrio de los fluidos corporales. El resultado podrá ser retención de agua o reducción de líquidos. Aunque son muchos los factores que pueden afectar a los niveles de líquidos en el cuerpo, uno de ellos es simplemente la cantidad que se bebe, ya sea excesiva o deficiente. Como ocurre con otros aspectos de nuestra configuración física, el equilibrio de los líquidos afecta a la tendencia a las reacciones alérgicas, puesto que la inquietud emocional puede hacernos más susceptibles a los alérgenos presentes en nuestro entorno, incluidos el polen y el moho.

Las hierbas como la barba de maíz pueden contribuir a mantener los líquidos en equilibrio al actuar como diuréticas. Las hierbas diuréticas estimulan el flujo de orina, lo cual se traduce en una eliminación de toxinas de la sangre. Entre los beneficios que se obtienen se cuentan el descenso de la presión sanguínea y la pérdida de peso.

Los herbalistas también recomiendan prestar atención a la ingestión de líquidos. Cuando tiene sed su cuerpo le está diciendo que necesita más líquido, preferiblemente en forma de agua pura. Si está saturado de agua, quizá deba reducir la ingestión de alimentos líquidos y, en particular, no beber cantidades excesivas con las comidas. Esto interfiere con el proceso digestivo.

Sudoración

El cuerpo puede responder al tratamiento herbal mediante un aumento de la sudoración. Esta respuesta es buena para ayudar a liberarse de las dolencias que suelen seguir a una reacción alérgica, incluidos los síntomas de resfriado y la fiebre. Las hierbas diaforéticas aumentan la producción de sudor, que sale por los poros llevándose la enfermedad y dejando a la persona con más fuerzas y una sensación de bienestar. Entre las hierbas que favorecen la sudoración figura la menta, que suele ingerirse en forma de té.

Vómitos

Entre las hierbas que inducen el vómito figuran el jarabe de ipecacuana, que se compra en las farmacias. Los vómitos pueden deshidratar y debilitar al organismo; no suelen recomendarse, porque reducen muchísimo la energía. Sin embargo, en situaciones en las que se haya ingerido alimentos a los que se es alérgico o que pueden aumentar la susceptibilidad a otros alérgenos del entorno, el vómito puede ser la mejor y más rápida defensa. Siempre debería consultarse al médico en busca de orientación para manejar estos estados potencialmente graves.

Purgas

Las hierbas también pueden servir como laxantes. Cuando se está estreñido, se produce un desarrollo de toxinas que pueden tener un efecto debilitador gradual sobre el organismo. Como en un tratamiento para la alergia, la respuesta laxante puede contribuir a limpiar al organismo de las toxinas que lo vuelven más susceptible al polen y otros alérgenos del ambiente. En general, la purga no suele recomendarse en la actualidad; igual que el vómito, si se utiliza en exceso, puede provocar debilitamiento. Sin embargo, las hierbas son preferibles a los medicamentos de venta sin receta que podrían comprarse en la farmacia, porque actúan con las respuestas naturales del cuerpo. Por ejemplo, algunas hierbas estimulan la producción de bilis, lo cual conduce a la respuesta de eliminación; otras sirven como lubricantes intestinales naturales y algunas tienen un efecto laxante, a la vez que añaden nutrientes al organismo. Cuando vaya a ingerir hierbas laxantes, hágalo siempre bajo la supervisión de un médico o de un profesional de medicina herbal.

Cómo se aplica la medicina botánica

Los tés herbales son los medios más comunes de empleo de las hierbas, en función de la dolencia específica a tratar y del tipo de hierbas que se utilicen. Como se dijo antes, la mayoría de los profesionales de medicina botánica se basan fundamentalmente en las hierbas con mayor presencia en su región geográfica. Algunas de esas hierbas pueden administrarse por otros medios que no sean los tés. A continuación se describen algunas de las maneras en que pueden utilizarse las hierbas.

Tés herbales

Muchas hierbas con sabor agradable, o al menos aceptable, suelen administrarse en forma de té, ya sea caliente o frío. Muchos tés herbales pueden comprarse en tiendas de alimentos naturales e incluso vienen envasados en bolsitas. No obstante, si elige hierbas que no son de uso común, quizá tenga que acudir a una tienda naturista que ofrezca un gran surtido o conseguirlas directamente a través de un herbalista. Si compra las hierbas a granel, utilice las que ya hayan sido cortadas y tamizadas, y puedan dejarse en infusión dentro de una esas esferas perforadas que se venden para hacer té.

Preste atención a las instrucciones específicas para la preparación de un té herbal, en caso de que las haya. Algunas hierbas, como el eucalipto, requieren una preparación cuidadosa en un recipiente herméticamente cerrado. Otras hierbas, en particular si incluyen tallos de plantas, deben hervirse durante una hora o más. Además, un té herbal medicinal suele requerir una gran cantidad de hierba para que resulte realmente eficaz. En general, hay que poner 25 gramos de hierba por cada 0,5 litro de agua, y a veces basta con beber dos tazas de té para obtener resultados. Por lo tanto, tendrá que preparar grandes cantidades de té y guardarlo para usarlo más tarde. Un profesional de medicina herbal le indicará que beba el té en determinados momentos del día. Para sacar el mayor provecho a la hierba, siga esas indicaciones al pie de la letra.

Preparación del té herbal

Si es posible, prepare el té herbal con agua mineral en lugar de hacerlo con agua del grifo, a fin de evitar el cloro y otras impurezas. Las hierbas también pueden mezclarse con una sustancia dulce, como la miel, para que resulten más agradables al paladar. Esto es particularmente útil en el caso de las hierbas que tienen un sabor amargo o fuerte, o cuando se administran a los niños.

Compresas

Algunas hierbas son demasiado fuertes para ingerirlas. Asimismo, la congestión asociada con muchas formas de alergia y asma responde bien al tratamiento con compresas herbales. En realidad, las compresas calientes permiten la absorción de las hierbas en el organismo, aunque éste es un proceso lento, y constituyen un buen modo de administrar hierbas que son demasiado fuertes para ingerirlas. Las compresas herbales comienzan con la preparación de un té herbal fuerte y la inmersión en el líquido de un paño, que luego se aplica a la zona del cuerpo a tratar. El té puede ser caliente o frío, de acuerdo con el consejo del facultativo. Alternar compresas calientes y frías puede ser especialmente provechoso para estimular la circulación en una zona específica del cuerpo. Las compresas herbales pueden contribuir a descongestionar y restablecer la vitalidad.

Enemas

Las hierbas como la nébeda suelen administrarse en un enema, en particular cuando se utilizan para ayudar a disminuir el nerviosismo o eliminar las toxinas de la sangre. En general, los enemas se preparan con la misma cantidad de hierbas que se emplean en la preparación de tés herbales. Hay que dejar enfriar la solución antes de administrarla. Un enema demasiado caliente o demasiado frío puede irritar e incluso dañar al intestino. Los enemas deberían administrarse con cuidado, bajo la conducción de un profesional.

Linimentos

Los linimentos herbales balsámicos y curativos son útiles para aumentar la circulación, así como para tratar la congestión. Un linimento se prepara mezclando hierbas con vinagre, o haciendo una mezcla de aceites vegetales, o de alcohol, y dejándola en un recipiente de cierre hermético durante un período que va de unos días a dos semanas, según el tipo de hierba que se emplee, y si es de hoja o molida. Luego se procede a frotar con el linimento la zona del cuerpo afectada. Un linimento de hierbas de eucalipto friccionado sobre el pecho dará calor y aumentará la circulación, y con ello contribuirá a contrarrestar los efectos de la rinitis alérgica y del asma.

Aceites

Los aceites esenciales de una hierba, que suelen utilizarse en tratamientos de aromaterapia, también se emplean en medicina botánica. Los aceites herbales se usan en una variedad de modos, incluida la ingestión, aunque debido a que son sumamente concentrados sólo deberían utilizarse bajo la supervisión de un profesional.

Cataplasmas

Una cataplasma consiste en una pasta espesa de hierbas, que se liga con agua, té herbal u otras sustancias líquidas, y se coloca directamente sobre la piel. Las cataplasmas se utilizan para purificar al cuerpo mediante la eliminación de toxinas e infecciones.

Ungüentos

Los ungüentos herbales se emplean como los linimentos, aunque suelen tener una consistencia mucho más espesa. Aunque los métodos descritos son los medios de aplicación más ampliamente utilizados en la medicina botánica, existen otros. Por ejemplo, las hierbas pueden tomarse en forma de píldoras o de cápsulas de gelatina. También se hallan disponibles en forma de jarabes y, en raros casos, de vino o de cigarrillos herbales. Si bien puede comprar o preparar sus propios tés herbales, o quizá sus linimentos o ungüentos, es mejor utilizar la medicina botánica bajo la conducción de un profesional experto.

El trabajo con un profesional de medicina botánica

El trabajo con hierbas es relativamente fácil, y también son seguras si se utilizan externamente o en forma de tés herbales en bolsitas. Se ha publicado una variedad de libros excelentes que pueden guiarle en la elección y preparación de sus propios remedios herbales. Sin embargo, si quiere sacar el mayor provecho de las hierbas, es mejor que trabaje con un profesional.

Como se dijo anteriormente en este apartado, un profesional de medicina botánica, o un herbalista, querrá entender su alergia o su asma desde la perspectiva de la filosofía de la medicina herbal. Querrá saber si sus síntomas son el resultado de un estado caliente o frío, y esto requerirá conocer la salud general de su cuerpo, por dentro y por fuera, de la cabeza a los pies, el tipo de alimentos, que consume, el medio en que vive y su actitud emocional. Estos factores tienen una influencia directa sobre el modo en que se han desarrollado y manifestado sus alergias. Los tratamientos herbales prescritos por su facultativo se centrarán tanto en tratar su dolencia como en equilibrar las energía de su organismo.

Si bien las hierbas utilizadas en forma externa son relativamente seguras, deben ingerirse con gran precaución, en particular si se padece de alergia a algún alimento. Antes de emprender un tratamiento con medicina botánica hable con su médico, a fin de asegurarse de que no interferirá con otros medicamentos que pueda estar tomando.

Homeopatía

La homeopatía tiene una historia y una tradición muy amplias en tanto medicina alternativa, como la practicaron el doctor Samuel Hahnemann y más tarde el doctor Constantine Hering. En este apartado analizaremos con mayor profundidad el modo en que puede aplicarse la homeopatía en el tratamiento de la alergia y del asma.

La homeopatía difiere de muchos otros tratamientos naturales en que se centra en la curación de la enfermedad subyacente, más que en tratar los síntomas. Los homeópatas creen que la enfermedades el resultado de alguna forma de estrés, y que cuando el organismo intenta hacer frente a ese estrés, el resultado es una variedad de síntomas. En otras palabras, los síntomas acompañan a la enfermedad, pero no son la enfermedad real.

Los síntomas se manifiestan cuando el organismo intenta curarse, y aunque aparezca una amplia variedad de ellos, siguen representando a una enfermedad. Cada medicamento que se utiliza en homeopatía trata a un grupo específico de síntomas físicos y psicológicos. Y su objetivo es estimular las defensas propias del cuerpo humano. De este modo, las medicinas homeopáticas ayudan al cuerpo a curarse. En muchos casos, sólo se necesita un pequeño estímulo, una dosis de medicina homeopática para dar a las defensas naturales el «empujón» necesario para completar el ciclo de curación. En otros casos, en particular cuando la enfermedad es crónica, podría requerirse un tratamiento más prolongado.

Puesto que cada prescripción homeopática se basa en un grupo específico de síntomas, los médicos homeopáticos insisten en administrar sólo un medicamento por vez. Esto constituye un contraste directo con el enfoque de la práctica médica convencional, según el cual a los pacientes se les administran múltiples medicamentos, en algunas ocasiones uno por cada síntoma.

Los médicos y los laboratorios homeopáticos también diluyen en agua o en alcohol los medicamentos que prescriben, algunas veces hasta un punto que puede parecer extremo. Esta dilución se realiza de una manera específica, que implica golpear el recipiente de una manera determinada y agitarlo con energía. Una vez más, puesto que el medicamento provoca síntomas que son similares a los que ya tiene el paciente, los médicos homeopáticos creen que sólo hace falta una cantidad pequeña para favorecer la curación.

El enfoque homeopático del diagnóstico

Los médicos homeopáticos adoptan un enfoque del diagnóstico esencialmente holístico al utilizar un método llamado toma del caso. Este enfoque consiste básicamente en una valoración de los síntomas, así como de una amplia variedad de asuntos relacionados y sin vinculación aparente. Los homeópatas formulan a sus pacientes un gran número de preguntas con el objeto de conocer cada uno de los síntomas específicos asociados con la enfermedad, cuándo se producen y cómo se asocian con otros síntomas. También formulan preguntas que les ayudan a valorar el estado mental y emocional del paciente, analizando la presencia o ausencia de sentimientos como felicidad o depresión, confusión o apatía, y el deseo de establecer relaciones sociales o de estar solo. Las cuestiones ambientales y la dieta también son parte de la toma del caso.

Para los homeópatas, los síntomas son mucho más que simples dolores y achaques. Los síntomas comprenden todas las alteraciones que puedan haberse producido durante el curso de una enfermedad incluidos los cambios en la actitud y en la estructura emocional. En general, la toma del caso es un proceso exhaustivo que requiere tiempo. Si se trata de una enfermedad de carácter crónico, como la alergia y el asma, también puede resultar necesaria una historia extensiva del caso, incluidos los síntomas y las enfermedades padecidas de niño, y la historia de inmunización y de tratamiento médico. Los homeópatas también se interesan por saber más acerca del modo y las situaciones en que los síntomas parecen mejorar. Por ejemplo, si los síntomas remiten después de beber un líquido frío o de permanecer en una habitación caliente, esta información es útil para seleccionar el remedio más apropiado.

Las medicinas de la homeopatía

Las medicinas que se utilizan en homeopatía derivan de hierbas como la manzanilla, la consuelda y la ranúncula, así como de fuentes minerales naturales. Aunque en general no son tóxicas, se recomienda solicitar información al facultativo o al distribuidor acerca de las precauciones que haya que tener en cuenta. Las medicinas homeopáticas se dispensan en gotas o en pastillas. Una vez que se haya evaluado la respuesta inicial, la dosis puede incrementarse o administrarse con mayor frecuencia.

Muchas sustancias de uso extendido, como la menta o el café, pueden contrarrestar el efecto de las medicinas homeopáticas. El médico homeopático advertirá a los pacientes sobre las sustancias a evitar durante el tratamiento, y también le ofrecerá otras pautas dietéticas. Si bien los síntomas deberían remitir con rapidez después de la primera dosis de la medicina, para la curación suelen requerirse unas cuantas. Los síntomas serios pueden requerir administraciones repetidas cada cuatro horas.

Si una medicina no conduce a una mejoría apreciable en el estado de un paciente al cabo de unos días, debe abandonarse y sustituirse por otra.

El trabajo con un médico homeopático

Las medicinas homeopáticas derivan de fuentes naturales y su uso es relativamente seguro en el tratamiento de los síntomas de alergia o de asma. Y si vive en una comunidad en la que no es posible acudir a la consulta de ningún médico homeopático, tratarse usted mismo bajo la conducción de su médico habitual puede ser el único modo de aprovechar esta opción de medicina natural. Sin embargo, es aconsejable trabajar con un facultativo experto y cualificado. Un médico homeopático estará en condiciones de basarse en su experiencia para escoger el mejor remedio para su síntomas específicos, aconsejarle cómo y cuándo administrarlo e informarle de los resultados a esperar, y en qué momento considerar la posibilidad de cambiar a otra medicina.

Al comienzo del tratamiento, el facultativo se entrevistará con usted para hacer una evaluación a fondo de su estado. Esta evaluación incluirá detalles sobre cada uno de sus síntomas de alergia o asma y cuándo se producen, para saber, por ejemplo, si sus estornudos o dificultades respiratorias se producen en determinados momentos del día, bajo ciertas circunstancias y no en otras, y cuál es su estado emocional durante esos momentos. Aunque usted conoce sus propios síntomas mucho mejor que nadie, y puede experimentar con las medicinas homeopáticas cuando lo desee, un profesional puede contribuir muchísimo a encauzar su tratamiento.

Tenga presente que la medicina homeopática trata su enfermedad con un remedio que produce síntomas similares a los que experimenta. Una vez más, esto se basa en la filosofía de tratar lo semejante con lo semejante para devolver el equilibrio al organismo. Si experimenta una nueva serie de síntomas, es probable que no haya elegido el remedio correcto pues, bajo circunstancias normales para la enfermedad aguda, los remedios homeopáticos trabajan con rapidez.

La medicina homeopática trabaja bien con una nutrición mejor, de modo que el facultativo querrá conocer su dieta y le sugerirá cambios. La homeopatía también funciona bien en conjunción con la meditación y el ejercicio, así como con la psicoterapia, pues estos enfoques ayudan a aportar equilibrio a la psique. Hay que evitar la mezcla de remedios botánicos y homeopáticos. Si bien ambos hacen un uso extensivo de las hierbas, estos preparados se utilizan de modos diferentes.

Siempre debería hablar con su médico del uso propuesto de remedios homeopáticos, en especial si está recibiendo tratamiento para sus alergias con regularidad. Muchos médicos homeopáticos están dispuestos y son capaces de trabajar con un médico convencional, y algunos profesionales de homeopatía son también médicos titulados.

Naturopatía

Como otros enfoques de la medicina natural, los naturópatas consideran a la toxicidad como una importante causa de enfermedad, y creen que la conexión entre alergia y toxinas es especialmente fuerte. Los naturópatas indican una gran variedad de fuentes para la toxicidad. Debido a la contaminación, el organismo ingiere metales pesados, como plomo, níquel y mercurio, que se acumulan en el cerebro, los riñones y el sistema inmunológico. Las sustancias químicas tóxicas también añaden estrés al hígado. Estas sustancias, que incluyen al alcohol, el formaldehído y los pesticidas, se ingieren con la comida, se inhalan o se absorben a través de la piel.

Mientras el metal y las sustancias químicas tóxicas pueden destruir la capacidad del cuerpo para resistir a la enfermedad, además de provocar trastornos como úlceras o cansancio crónico, la más asociada con la rinitis alérgica y otras formas de alergia es una tercera clase de toxinas: las bacterias. Las bacterias y las levaduras, que pueden ingerirse con los alimentos y también al aspirar, se absorben a través del aparato digestivo y se dirigen al resto del organismo para alterar las funciones corporales. Los resultados pueden incluir asma y alergia, o también úlceras, problemas tiroideos, colitis y trastornos inmunológicos.

Las alergias comienzan en el intestino. Para absorber los alimentos en forma adecuada, el aparato digestivo debe hallarse en un esta do de equilibrio y relajación, o «parasimpático». Sin embargo, debido a la acumulación de toxinas en el organismo, la sangre pierde su equilibrio. El aparato digestivo, o el intestino, se vuelve permeable. Las partículas de alimentos comienzan a parecer sustancias extrañas al sistema inmunológico, que reacciona del mismo modo ante las toxinas y las sustancias inofensivas como la comida y los alérgenos comunes (el polen, por ejemplo). El organismo forma complejos inmunológicos que se salen del intestino y van hacia las extremidades, donde comienzan a generar enfermedad.

El resultado es la alergia, con síntomas que pueden adoptar la forma de rinitis alérgica y fiebre del heno, alergia cutánea, alergia a alimentos, reacciones alérgicas a la contaminación atmosférica y asma. La reacción a esas «sustancias extrañas» también puede provocar una variedad de enfermedades relacionadas. Por ejemplo, las sustancias ante las que el cuerpo está reaccionando pueden alojarse en las articulaciones y causar artritis cuando el organismo literalmente se come sus propios tejidos. El asma se produce cuando los complejos inmunológicos se alojan en los conductos bronquiales y producen inflamación.

Al basarse en la creencia de que la alergia es provocada por el medio ambiente, los remedios naturopáticos para la alergia y el asma se proponen trabajar en colaboración con la naturaleza, en lugar de hacerlo en contra de ella, para llegar a la causa de la alergia. Una buena analogía para entender este enfoque es pensar en una planta. Si se coloca en una tierra rica en nutrientes y libre de toxinas, y además recibe luz, agua y oxígeno adecuados, la planta crecerá con fuerza. Los seres humanos también se desarrollarán sanos en un medio ambiente en el que tengan nutrición, luz, aire puro, estrés mínimo, buenas relaciones y una auto imagen positiva. Puesto que las alergias son el resultado de desequilibrios en estos elementos, el restablecimiento del equilibrio puede traducirse en curación.

El tratamiento de la alergia y del asma puede comenzar con la prescripción por parte del naturópata de técnicas que estimulen la eliminación de la acumulación de toxinas. Estas técnicas pueden ser el ayuno y, en algunos casos, enemas. De acuerdo con la naturaleza de la dolencia, también se indicará al paciente que evite los alimentos que contengan determinadas sustancias químicas, como colorantes o conservantes. También pueden prescribirse complementos vitamínicos para corregir deficiencias y aumentar las reservas naturales del organismo. Para la rinitis alérgica, la fiebre del heno y el asma también suelen prescribirse medicinas botánicas con el propósito de aliviar la inflamación del aparato respiratorio. Asimismo, pueden introducir se ejercicios físicos y otras modificaciones del estilo de vida.

Es importante tener presente que los naturópatas consideran a cada individuo como único, con unas condiciones medioambientales específicas, y un estilo de vida y una constitución física propios. El naturópata se centra en corregir los desequilibrios internos y externos que se traducen en síntomas de alergia.

El trabajo con el naturópata

Al tratar a los pacientes, el naturópata tiene dos objetivos. El primero es colaborar con él en la autocuración y el segundo es guiarle para que desarrolle un estilo de vida más sano, a fin de evitar más enfermedad. En el curso de la primera visita, el naturópata obtendrá la mayor información posible acerca de usted y de su enfermedad. Para lograrlo, le hará preguntas minuciosas sobre sus síntomas, su estado emocional y su estilo de vida. De especial interés serán la dieta, el tipo de medio físico en que vive y toda clase de estrés que pueda experimentar en esos momentos. Asimismo, le efectuará un examen físico, similar al que podría hacer un médico convencional, posiblemente complementado con pruebas de laboratorio y radiografías.

A partir de aquí, el tratamiento variará de un naturópata a otro. Algunos se especializan en medicina botánica y prescriben remedios herbales, complementados con vitaminas, ejercicio, recomendaciones dietéticas y otros enfoques holísticos tradicionales. Otros naturópatas comenzarán con la dieta y otras modificaciones del estilo de vida, y posiblemente más adelante utilizarán intervenciones directas como medicinas herbales. El enfoque que adopte el naturópata dependerá no sólo de su formación, sino también de las conclusiones a que llegue después de examinarle.

Debido a la preocupación que los naturópatas tienen por el medio ambiente y su papel en el desarrollo de alergias y asma, es probable que la parte inicial del tratamiento sea alguna forma de desintoxicación. La desintoxicación podría lograr se mediante el ayuno; ciertamente, es el modo más rápido de que el cuerpo elimine desechos y se sienten las bases para el comienzo del proceso curativo. En general, un ayuno breve dura de tres a cinco días, tal vez empezando después de un fin de semana, y su forma más pura sólo permite la ingestión de agua destilada, aunque podrían admitirse los zumos de frutas o de verduras. Durante ese tiempo se recomienda reposo, así como abstinencia de cualquier forma de sustancias químicas, incluidos el jabón y las lociones para la piel. Después del ayuno, o en lugar de él, se recomienda un programa gradual de desintoxicación. Los naturópatas suelen prescribir complementos de vitamina C y medicinas botánicas para ayudar a desintoxicar el hígado y reforzar el sistema linfático.

> Manténgase en contacto estrecho con su naturópata e infórmele tanto de las mejorías como de los cambios en los síntomas. Asimismo, si está recibiendo un tratamiento regular por parte de un médico, asegúrese de que éste se halla al tanto de que usted está sometido a un programa de tratamiento naturopático. Por ejemplo, el ayuno no se recomienda si sufre de anemia, diabetes u otra enfermedad crónica. Las medicinas herbales pueden no ser compatibles con otros medicamentos que esté tomando. Y los síntomas de asma pueden llegar a ser rápidamente fatales, por lo que es importante poder contar con asistencia médica en caso de emergencia.
>
> La naturopatía es compatible con la medicina botánica y la homeopatía; algunos homeópatas se inspiran muchísimo en estas dos fuentes en su enfoque para determinar el tratamiento. En realidad, lo más probable es que no tenga que acudir a un profesional de las dos especialidades. Si lo hace, asegúrese de que ambos están al tanto de ello. Los naturópatas también utilizan la meditación, el masaje, la nutrición, la visualización y otras técnicas alternativas. Una vez más, asegúrese de que su naturópata está al tanto de cualquier otro enfoque curativo que pueda estar practicando.

Nutrición

Muchos de los enfoques naturales para el tratamiento del asma y de la alergia que se describen en éste y en próximos apartados también abordan la cuestión de la dieta. Por ejemplo, algunos naturópatas se especializan en nutrición, y la mayoría de los profesionales naturopáticos evaluarán su dieta y harán recomendaciones al respecto. Es muy probable que los facultativos de medicina botánica, los médicos homeopáticos y los profesionales en áreas como la aromaterapia y la acupresión aborden con usted la cuestión nutricional. Por ejemplo, pueden recomendar ciertos alimentos que funcionan bien con las medicinas herbales que está tomando, pero en general le ofrecerán pautas generales para una dieta sana y le animarán a prestar más atención a lo que come.

La mayoría de los facultativos naturopáticos creen que la dieta juega un papel sustancial en el asma y en las alergias, aunque no se ponen de acuerdo acerca de cuál es su grado de importancia y de cómo debería usarse en el tratamiento. Los naturópatas ven una fuerte conexión entre la dieta de la primera etapa de la vida, comenzando con el período de lactancia, y el hecho de que se hayan desarrollado alergias más tarde. Otros facultativos creen que determinados alimentos pueden provocar síntomas de alergia y asma y, por consiguiente, evitar su ingestión servirá de protección.

Los expertos en nutrición se sitúan en un espacio intermedio entre estos dos puntos de vista. Si bien algunas alergias pueden relacionar se directamente con la comida, también pueden incidir otros factores como el estrés, la herencia y la presencia de otras afecciones. Y aunque ciertos alimentos pueden provocar síntomas de alergia y asma, también pueden hacerlo los alérgenos transportados por el aire, los cambios en la temperatura, el ejercicio físico, la contaminación atmosférica y muchos otros factores.

Sin embargo, los nutricionistas suelen estar de acuerdo en que seguir una dieta equilibrada contribuirá a mantener al cuerpo fuerte y en buen estado, haciendo que sea menos vulnerable a los efectos de los alérgenos ante los que normalmente reacciona. Evitar conservantes y otros aditivos que se encuentran en los alimentos ayudará a impedir que se cargue al organismo con sustancias químicas que pueden hacerle incluso más hipersensible a los alérgenos. Además, algunos alimentos están asociados con los síntomas de asma y alergia, por lo que debería evitarse su ingestión cuando éstos se hallen presentes. Por ejemplo, los productos lácteos intensifican la producción de mucosidad y la congestión, y deberían evitarse si se tiene rinitis alérgica o asma. Los huevos se asocian con el eczema. Asimismo, dependiendo de su propia estructura física única, algunos alimentos pueden contribuir a su estado, mientras que no tienen ningún efecto en otra persona.

La dieta de eliminación

Las recomendaciones dietéticas específicas para diferentes tipos de alergias se tratarán cuando sea apropiado en apartados individuales. Sin embargo, con independencia de que la alergia esté siendo tratada, una de las herramientas básicas que se utilizan para determinar cuáles son los alimentos que actúan como alérgenos es la dieta de eliminación. Los naturópatas emplean la dieta de eliminación para descubrir las alergias a alimentos, y en los apartados sobre naturopatía, cuando fue oportuno, se habló de la dieta de eliminación. No obstante, la dieta de eliminación puede enfocarse desde diferentes perspectivas.

Como se dijo en el apartado de naturopatía, la dieta de eliminación es muy básica y consiste en un grupo escogido de alimentos que no suelen causar reacciones alérgicas. Esta dieta le mantiene nutrido mientras su cuerpo comienza a desintoxicarse de las sustancias químicas y conservantes, así como de los alimentos que provocan alergia que pueden acumularse en él. Al cabo de unos días de seguir esta dieta puede comenzar a introducir nuevos alimentos, uno a la vez, mientras observa atentamente cualquier reacción. Con la dieta de eliminación, comienza esencialmente desde el principio a desarrollar una alimentación adecuada. Una vez que comience a detectar alimentos que le provocan reacciones, sabrá cuáles debe evitar.

El mejor modo para empezar una dieta de eliminación es trabajar con un nutricionista que tenga experiencia en diseñar tales dietas para personas con afecciones alérgicas y asma. El nutricionista estará en condiciones de determinar qué alimentos debería comenzar a eliminar, y cómo debería estructurarse la dieta; asimismo, podrá darle ideas acerca de cuáles son los alimentos sustitutivos sin alterarla. También podrá sugerirle recetas a fin de que no resulte aburrida. Además, un nutricionista también puede guiarle para llevar un registro de las reacciones que experimente en el proceso, y aconsejarle respecto de la introducción de nuevos alimentos y del momento adecuado para hacerlo.

El contenido específico de las dietas de eliminación varía según el profesional, y se basa también en la afección y en los gustos de la persona. A veces la dieta de eliminación se limita a unos pocos alimentos, incluidas las carnes, las frutas y las verduras y hortalizas. El nutricionista podría recomendarle en principio una dieta determinada y, si su estado no mejora, entonces probará otra.

Las dietas de eliminación no suelen ser severas en absoluto, al menos en las etapas iniciales. Por ejemplo, si su nutricionista sospecha que estimulantes como el café, el té o el chocolate contribuyen a sus síntomas de alergia, en primer lugar podría recomendarle que los elimine durante un mes, y que siga una dieta equilibrada y sana. Si sus síntomas remiten realmente, entonces puede adoptar una dieta sin estimulantes. Si sus sensibilidades son más complejas, tendrá que someterse a una dieta de eliminación más rigurosa, introduciendo los alimentos en forma gradual hasta que haya descubierto a los supuestos culpables.

En general, una dieta de eliminación incluirá carnes y pescados frescos, sin procesar; patatas, legumbres y cereales; hortalizas y verduras y frutas frescas; pan integral; cereales naturales; y beber agua mineral, zumos sin azúcar y té herbal.

Entre los alimentos prohibidos en una dieta de eliminación se contarán el café y el té; bebidas gaseosas y cualquier otro alimento o bebida que contenga azúcar; chocolate; licor; toda forma de coloran te y conservante de alimentos, potenciador de sabores, emulsionantes o cualquier otra sustancia química; comidas preparadas como las salchichas;

comidas picantes; y comida rápida o de restaurante. Evitar estos alimentos elimina de la dieta las sustancias que tienen mayores probabilidades de contribuir a la producción de histaminas y añaden toxinas al organismo, que pueden hacerle más hipersensible y más propenso a los síntomas de alergia y asma.

Tenga presente que ante una dieta de eliminación puede experimentar una variedad de reacciones. Por ejemplo, puede sentirse peor porque ha desarrollado una dependencia de la cafeína. O las hortalizas y verduras que come pueden contener residuos de pesticidas; o si no está acostumbrado a comer muchos vegetales, tal vez su organismo no los tolere. También puede sentirse mejor y desear continuar esta dieta a largo plazo o reintroducir en forma gradual algunos de los alimentos prohibidos, como una taza de café de vez en cuando, y ver si los síntomas comienzan a reaparecer.

Puede recomendarse una dieta de eliminación más severa si la que se ha descrito no le hace sentirse mejor. Quizá tenga que eliminar otros alimentos, como cereales, arroz, frutos cítricos, levaduras, cacahuetes, carne de vaca u otros que ingiere en forma habitual y que sospecha pueden contribuir a sus síntomas de alergia o asma. En este punto, debería trabajar en estrecha colaboración con su nutricionista para asegurarse de que satisface sus necesidades nutricionales básicas. Tendrá que reintroducir los alimentos lentamente y en un cierto orden. Por ejemplo, los frutos cítricos deben reintroducirse en la dieta de uno a la vez.

El trabajo con el nutricionista

Todos podemos beneficiarnos de una dieta sana, con independencia de que la alergia o el asma sean o no un problema. Sin embargo, la nutrición no es una cura milagrosa. Los orígenes del asma y de la alergia se describieron anteriormente en este capítulo y lo que resulta evidente es que las respuestas no son claras. El asma y la alergia son causados por una gran variedad de factores y aunque una dieta mejor puede ayudar a eliminar algunos de los elementos que conducen a un recrudecimiento de los síntomas, no acabará con ellos. Es posible que llegue a sentirse mejor, pero seguirá padeciendo de alergia o asma.

Trabaje con su nutricionista en el diseño de una dieta que se adapte a su estilo de vida. No se obligue a ingerir alimentos que no le gustan cuando existen alternativas en la misma familia alimenticia. Evite pasarse horas en la cocina preparando platos exóticos, aunque nutritivos, cuando cocinar no suele ser una parte importante de su vida. Y asegúrese de que su dieta incluya alimentos que sean fáciles de preparar y asequibles a la vez. Para elaborar una dieta que satisfaga realmente sus necesidades, trabaje con su nutricionista. Sea sincero acerca de sus hábitos alimenticios actuales y de lo que no tendría dificultades en cambiar, pero también permanezca abierto a las sugerencias de cambios en su dieta que podrían ayudarle real mente a sentirse mejor. Siga las indicaciones de su nutricionista y lleve los registros necesarios de lo que come y de cualquier síntoma que experimente, aunque no le resulte divertido y hasta le parezca aburrido. En ese registro deberá consignar cada cosa que consume, la cantidad que ingiere y a qué hora del día, y los cambios que advierte en su estado. Todo esto será útil a la hora de hacer ajustes en su dieta.

Evite las dietas de moda que prometen resultados fantásticos, pero requieren comprar alimentos envasados y costosos. Estos alimentos pueden contener conservantes y muy pocas calorías y, si se convierten en la base de su dieta, quizá tengan efectos negativos sobre su salud. Todo lo que necesite para su dieta debería conseguirlo en la tienda de comestibles o de alimentos naturales de su barrio, y en el mercado de productos frescos.

No haga cambios radicales en su dieta sin hablar de ello primero con su médico, en especial si en la actualidad está sometido a tratamiento por una afección alérgica específica o asma. Algunas afecciones físicas, como la diabetes y las úlceras, también pueden requerir consideraciones dietéticas especiales. Lo más probable es que su nutricionista y su médico puedan trabajar en forma conjunta, pero lo importante es que se comunique con ambos.

Reflexología

La reflexología es una forma de masaje de zonas de los pies y de las manos llamadas puntos reflejos, que corresponden a órganos, glándulas y músculos del cuerpo. El objetivo de la reflexología es reducir la tensión por medio de esos puntos reflejos y, al mismo tiempo, aliviar los síntomas de dolencias específicas. La filosofía básica que subyace en la reflexología es que la energía del cuerpo fluye a través de canales que terminan en los puntos reflejos de las manos y de los pies. Cuando nos sentimos en nuestro mejor momento, la energía en estos canales fluye sin ninguna dificultad. Cuando la energía está bloqueada, debido a congestión o tensión, se produce la enfermedad. Así, al tratar los puntos reflejos se alivian los síntomas de la enfermedad y se recupera la salud.

En general, una sesión de reflexología dura menos de una hora. Durante ese tiempo el profesional coge un pie a la vez y utiliza las técnicas del pulgar y del índice para trabajar con los puntos reflejos sobre la planta del pie, a los lados y en la parte superior. Para hacer esto correctamente hace falta un alto nivel de habilidad, pues para obtener el resultado apropiado se requieren diferentes intensidades de presión. Y los pies pueden ser sumamente sensibles. La reflexología no conduce necesariamente al alivio inmediato. A menudo, el restablecimiento de un flujo de energía equilibrado a través de los puntos reflejos es un proceso gradual, que requiere una serie de sesiones.

Ante todo, la reflexología brinda una sensación intensificada de relajación. Pero la reducción del nivel de tensión también puede conducir a una circulación mejor, una función neuronal potenciada, y un mayor equilibrio entre los diversos aparatos y sistemas del organismo. La reflexología es también una atención sanitaria preventiva. Al favorecer la relajación y el equilibrio, promueve también la salud del sistema inmunológico, lo cual contribuye a aliviar la sensibilidad excesiva que puede traducirse en reacciones alérgicas.

Cómo funciona la reflexología

Igual que los profesionales de la acupuntura y del shiatsu, los reflexólogos creen que la energía fluye en zonas, o meridianos, a través del cuerpo. La reflexología trabaja con diez zonas de energía que recorren el cuerpo de la cabeza a los pies. Hay cinco de estas zonas a cada lado del cuerpo que van desde la punta de los dedos de las manos, avanzan por los brazos y terminan en los pies. Todos los órganos del cuerpo se hallan a lo largo de esas zonas.

Cada zona es un canal para la energía vital, llamada chi. El trabajo en una zona del pie, o su estimulación por medio de las técnicas de la reflexología, afectará a toda la zona correspondiente en el cuerpo. Por ejemplo, si se trabaja sobre la zona vinculada al hígado, se relajará y energizará a ese órgano.

Los reflexólogos consideran que el pie es una versión en miniatura del cuerpo, y los puntos presentan una disposición similar a la de sus distintos órganos y partes. La curva del pie es similar a la curva de la columna vertebral. Asimismo, puesto que los puntos de reflexología sobre el pie representan a todos los órganos importantes del cuerpo, constituyen una zona eficaz y accesible que puede utilizarse para llegar de inmediato a todas las partes del cuerpo. Debido a que están siempre cubiertos, los pies son más sensibles que otras partes del cuerpo, como pueden ser las manos. Además, los pies están lejos del corazón, donde se centra la circulación de la sangre. El trabajo con los pies lleva a la sangre fuera de las extremidades y aumenta la circulación en todo el cuerpo.

La buena salud requiere equilibrio entre todos los aparatos y sistemas del cuerpo. Las diversas fuentes de estrés en la vida cotidiana sirven para alterar ese equilibrio. El estado que resulta es un sistema inmunológico que se siente atacado y debe hacer frente a la respuesta de luchar-o-huir.

Para aquellas personas que por otros factores, como los hereditarios por ejemplo, son proclives a reacciones alérgicas, el sistema inmunológico responde con hipersensibilidad a los alérgenos. Más tarde o más temprano, flotarán en el aire unos gránulos de polen y comenzarán los estornudos.

La reflexología comienza por tratar la alergia y el asma ayudando a sentir se como si se hubiese entrado a un lugar de seguridad. Esto se consigue a través de técnicas que relajan el sistema nervioso, prestando atención especial a los pulmones, los conductos nasales y el pecho. La circulación mejora y llega más oxígeno a las células, con lo cual disminuyen las tendencias del sistema inmunológico de luchar-o-huir. El organismo se normaliza y entonces cuerpo, mente y espíritu trabajan como si fueran uno.

El trabajo con el reflexólogo

La reflexología es un tratamiento excelente para brindar relajación, que, a su vez, puede aliviar los síntomas de alergia y asma. El reflexólogo hablará con usted de sus síntomas y de su estado físico general, le pedirá que se tienda de espaldas sobre una mesa de masaje y comenzará a trabajar con sus pies descalzos. Al principio esto puede parecer extraño, en especial si tiende a tener cosquillas en los pies. El profesional tendrá su propio estilo de tratamiento: puede comenzar la sesión con un masaje en todo el pie, o empezar a trabajar directamente con puntos reflejos específicos. Cuando experimente una sensación de alivio, sienta dolor o le haga cosquillas, no deje de comunicárselo al reflexólogo. Aunque esas zonas deberán ser manipuladas con cuidado, pueden haber otras que requieran estimulación adicional.

El desbloqueo de energía en los meridianos puede ser un proceso gradual, por lo que debería ser consciente de que tendrá que visitar al reflexólogo unas cuantas veces. El mejor modo de saber si la reflexología le ayuda o no es compro bar que comienza a experimentar una mayor sensación de relajación.

También puede aprender algunas técnicas de reflexología para practicar por su cuenta en casa. Sin embargo, tenga presente que la reflexología requiere una ubicación muy específica del pulgar y de los demás dedos de la mano. Aunque se haga una idea acerca de cómo funciona esto a partir de un libro, es más probable que utilice la reflexología con eficacia si pide ayuda a un profesional o toma una clase.

La reflexología funciona bien en combinación con la meditación y los ejercicios respiratorios. Quizá desee tener una lámpara de aroma para perfumar el ambiente, a fin de contribuir a crear una atmósfera de bienestar y relajación.

La reflexología puede aliviar algunos de sus síntomas como consecuencia de contribuir a disminuir el estrés. Sin embargo, no curará su dolencia. También debería consultar a un médico para asegurarse de que recibe el tratamiento más completo posible.

Alergias infantiles

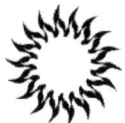

El sistema inmunológico de un niño

Se ha calculado que uno de cada cinco niños que visita a un pediatra lo hace debido a algún tipo de alergia. Los niños sufren muchas de las alergias que padecen los adultos, y con los mismos síntomas. Las alergias infantiles suelen comenzar con reacciones a ciertos alimentos, en especial la leche, y no es infrecuente que un niño sufra de una variedad de alergias, desde fiebre del heno a eczema. Empero, los niños alérgicos a menudo difieren en el modo en que responden a un alérgeno; por ejemplo, dos niños pueden estar expuestos al polen y uno estornudará mientras el otro tendrá dificultades respiratorias.

Las opciones de tratamiento para las alergias infantiles son en muchos casos las mismas que para los adultos, aunque con algunas modificaciones. En este capítulo se habla de tratamientos naturales para afecciones entre las que se cuentan la rinitis alérgica y la fiebre del heno, la alergia cutánea y la alergia a alimentos.

Los niños pueden desarrollar alergias por varias razones. La herencia es un factor; si una persona es alérgica, es muy probable que al menos uno de sus hijos también lo sea. La exposición a sustancias químicas y a contaminantes medioambientales que la madre ha tocado, comido o inhalado también pueden aumentar el potencial de un niño de llegar a ser alérgico. La lactancia puede ser un factor, si la madre transmite antígenos al niño en sus primeros meses de vida. Las enfermedades de la infancia pueden volver vulnerable al sistema inmunológico. Medicamentos como la hidrocortisona también pueden provocar una reacción alérgica, lo cual es un buen motivo para explorar la medicina natural a fin de tratar las alergias de los niños.

El sistema inmunológico de un niño es mucho más sensible que el de un adulto. Debido a esta sensibilidad, los niños tienen mayores probabilidades de contraer diversas alergias; incluso los bebés sufren de dermatitis del pañal, resfriados, tos e irritabilidad, que pueden ser causados por alergias.

Lo importante es que las alergias se detecten en su estadio inicial y se proceda a tratarlas. Aunque los expertos no se ponen de acuerdo acerca de si las alergias son o no «curables», lo cierto es que una intervención temprana puede hacer mucho más fácil la vida de su hijo, y la suya, y minimizar cualquier otro problema que pueda aparecer.

¿Cómo saber si se trata de una alergia?

El sistema inmunológico de los niños está en fase de desarrollo y no siempre se halla en condiciones de combatir a la enfermedad con eficacia. En consecuencia, los niños se enferman con frecuencia. Y cuando entran en contacto con otros niños, suelen contagiarse resfriados y virus unos a otros y, a veces, los transmiten a sus padres. Por lo tanto, ¿cómo sabe si esos síntomas son causados por una alergia?

Los síntomas de alergia son crónicos, lo cual significa que aparecen con frecuencia y persisten durante un tiempo. No son como los resfriados o los virus, que siguen su curso y luego desaparecen. Además, son bastante predecibles. A continuación se enumeran las zonas que resultan afectadas por las alergias infantiles, junto con los síntomas que las acompañan:

Piel: Una erupción con picor, que puede parecer urticaria; ronchas rojas y ampolladas; o una erupción con manchas o escamas supurantes, como el eczema.

Nariz: Goteo nasal, con descarga acuosa y transparente (en lugar de la descarga más densa que resulta de un resfriado), en general acompañada de estornudos. Un goteo nasal alérgico puede durar semanas, y la nariz suele irritarse y picar.

Ojos: Ojos enrojecidos, irritados y llorosos, con párpados hinchados.

Oídos: Picor en los oídos, que pueden comenzar a supurar. Suelen llegar a estar taponados y el niño puede quejarse de problemas auditivos.

Boca: Picor, a veces extremo, en el paladar blando.

Pecho: Una tos continua, a menudo acompañada por insuficiencia respiratoria y fatiga. Esta congestión del pecho también puede traducirse en dolor en las costillas y en los músculos pectorales.

Tracto gastrointestinal: Náuseas, gases, inflamación, diarrea y vómitos.

En muchos casos, las alergias infantiles no son tan fáciles de clasificar como las de los adultos. Por ejemplo, cuando entra en contacto con un alérgeno, un adulto con rinitis alérgica en general experimenta una serie específica de síntomas, mientras que un adulto con alergias a alimentos tiene otra. Los niños con alergias pueden responder a un alérgeno con una variedad de síntomas mucho más amplia, desde estornudos a náuseas, hasta eczema. La razón que explica esta variedad de síntomas es que el sistema inmunológico de un niño está aún en desarrollo y por ello es mucho más susceptible a los efectos de los alérgenos. Asimismo, las alergias infantiles suelen evolucionar desde alergias a alimentos al eczema, pasando por la rinitis alérgica hasta llegar al asma; de acuerdo con el modo en que progresan las alergias, un niño podría presentar una serie de síntomas.

Alergias a alimentos

Una de las cosas que más temen los padres es que su bebé sufra de alergia a la leche, afección que puede provocar síntomas como diarrea y vómitos, erupciones, asma y vulnerabilidad a numerosas infeccion es. Como ocurre con otras alergias, es difícil predecir dónde comienza la alergia a la leche de un niño. Sin embargo, entre los facto res que la provocan se incluyen un progenitor alérgico a la leche, el hecho de pasar a ingerir alimentos sólidos demasiado pronto y la lactancia con leche de vaca.

Muchas madres con niños alérgicos a la leche tuvieron el mismo problema que sus hijos. Esto puede ser el resultado de la carencia de una enzima, llamada lactasa, que participa en la digestión de la leche. La lactancia con leche de vaca, en lugar de leche materna, también puede ser un factor determinante. La madre transmite al niño sus propios anticuerpos, incluido uno que protege contra proteínas extrañas. Aunque la leche de vaca también contiene anticuerpos, no es rica en aquellos que necesitan los seres humanos. La leche de vaca también contiene proteínas difíciles de ser desintegradas por el estómago del bebé.

En los niños, el vínculo entre la alergia a alimentos y otras alergias es complejo y misterioso a la vez. Los niños son más susceptibles a los alimentos que ingieren. Esto puede resultar en una variedad de síntomas, que pueden incluir a aquellos normalmente asociados con otros tipos de alergia. Por ejemplo, el trigo y el maíz pueden provocar no sólo los síntomas más típicos de alergia a alimentos, como náusea y diarrea, sino también irritaciones cutáneas y congestión nasal. Aunque en los niños una variedad de alimentos puede causar reacciones alérgicas, los aditivos alimenticios figuran entre los primeros en una lista que incluye además a los colorantes, el glutamato de sodio y los sulfitos.

El mejor modo de tratar este tipo de alergias en los niños es evitar los alimentos que las causan y adoptar una dieta equilibrada que reduzca al mínimo la cantidad de aditivos. Este tratamiento comienza con la dieta de eliminación, que se describe en los capítulos anteriores.

Los síntomas de alergia a alimentos también pueden tratarse con remedios herbales y técnicas de relajación.

Irritaciones cutáneas

La razón por la cual los niños desarrollan irritaciones cutáneas, como urticaria y eczema, es tan misteriosa como el motivo por el que desarrollan cualquier otra alergia. Hay miles de sustancias potenciales, tanto naturales como químicas, que pueden afectar al sistema inmuno lógico de un niño. Además, la aparición real, la localización y la duración de las irritaciones cutáneas, en particular de la urticaria, no son predecibles.

Irónicamente, la urticaria suele ser causada por medicaciones que supuestamente curarían, lo cual constituye otro punto a favor de la medicina natural. Drogas como la penicilina y otros antibióticos, la insulina y la sulfa pueden causar urticaria. Los aditivos y los colorantes son otra causa, igual que alimentos como los tomates, los frutos secos y los mariscos. La urticaria también puede ser provocada por infecciones, contacto directo con agentes químicos y cambios repentinos de temperatura.

La dieta de eliminación, que se describe en el apartado de naturopatía, puede ser útil para tratar las alergias relacionadas con los alimentos. Otros tratamientos naturales incluyen lociones y cremas que alivian el picor y la irritación cutánea sin añadir más sustancias químicas al organismo, así como métodos de relajación para reducir el estrés que puede causarla.

Rinitis alérgica y fiebre del heno

La rinitis alérgica y la fiebre del heno en los niños se parecen y actúan en forma muy parecida a como lo hace la fiebre del heno en los adultos. Los síntomas aparecen durante las estaciones críticas de polen y moho. En los niños, la fiebre del heno puede asemejarse a un resfriado, con síntomas que nunca desaparecen. La fiebre del heno es relativamente fácil de detectar, con síntomas que incluyen:

- Descarga nasal acuosa y transparente.
- Ojos llorosos e irritados.
- Accesos de estornudos.
- Respiración por la boca.
- Picor en los oídos y en la boca.
- Ojeras durante las estaciones críticas.

Para complicar las cosas, los niños suelen no ser capaces de manifestar cómo se sienten, por lo que sufren sin pedir ayuda, y se muestran irritables, lánguidos y malhumorados.

La profesión médica trata a la rinitis alérgica ya la fiebre del heno por medio de una amplia variedad de opciones, incluidas la inmunización, o las vacunas, y varios medicamentos como los antihistamínicos y los descongestivos. La inmunización trata la causa de la alergia inyectando al niño pequeñas cantidades de alérgenos, con el objetivo de «rendir» a la alergia con el tiempo. Los antihistamínicos y los descongestivos tratan los síntomas de la alergia, entre ellos los estornudos y el goteo nasal. Estos medicamentos pueden tener efectos secundarios, como mareos y nerviosismo, aunque son eficaces para brindar alivio instantáneo.

Sin embargo, los profesionales de medicina natural consideran que estos enfoques agravan el problema. Los medicamentos incorporan más sustancias químicas al organismo, y esas sustancias pueden ser tóxicas y conducir a otras enfermedades y alergias. Los medicamentos también interfieren con el desarrollo de las defensas naturales del cuerpo.

Asimismo, si sólo se tratan los síntomas físicos de la alergia se está descuidando el cuadro general. La personalidad y las emociones también intervienen.

Las alergias infantiles y las emociones

El hecho de ser alérgico puede suponer para los niños toda una variedad de presiones. Pueden sentirse distintos a sus compañeros, en especial si las alergias les impiden participar plenamente en las actividades escolares, o si experimentan síntomas que les hacen parecer o sentirse diferentes. El eczema, o los ojos enrojecidos y el goteo nasal, pueden apartar a los niños de sus semejantes, y atraer las miradas y suscitar comentarios crueles. Problemas similares pueden surgir también en casa. Los gastos médicos y el equipamiento especial que se requiere, humidificadores por ejemplo, pueden poner a la familia en apuros económicos. Quizá los padres y los hermanos tengan que trabajar más para mantener la casa libre de polvo. Tal vez deban evitarse las vacaciones en el campo a causa de las alergias de un miembro de la familia. Quizá haya que desprenderse del animal de compañía de la familia. Aunque se les asegure que no es así, los niños alérgicos suelen sentirse como extraños en sus propias casas.

Estas situaciones pueden traducirse en sentimientos de estrés para los niños alérgicos, según el grado de apoyo emocional que reciban por parte de los adultos que les rodean. El hecho de sentirse acomplejados y de tener que mantenerse en guardia por miedo a la desaprobación de los demás se traduce en estrés. Cuando los niños experimentan estrés, su sistema inmunológico también se pone en alerta, y el resultado es una tendencia más acentuada hacia la reacción alérgica.

¿Medicina convencional o medicina natural?

Los niños no pueden tomar sus propias decisiones respecto de su salud y, por lo tanto, se hallan a merced de sus padres y de la profesión médica. Si tiene un hijo alérgico, esto le coloca en la posición de tomar decisiones que pueden ser, en todo el sentido de la palabra, de vida o muerte. Muchos profesionales naturistas le dirán que los médicos prescriben medicamentos, cortisona, antihistamínicos y descongestivos, por ejemplo, que son demasiado fuertes para el organismo de un niño. Por otra parte, los médicos le dirán que sin medicamentos el estado de su hijo no mejorará y que, en realidad, podrá empeorar. ¿En quién confiar?

Debido a la posibilidad de shock anafiláctico, se recomienda estar en condiciones de brindar al niño atención médica inmediata. Esto es especialmente necesario si las alergias del niño son lo bastante serias como para que exista la posibilidad de un shock anafiláctico.

No experimente con los tratamientos. Hable con su médico acerca de la posibilidad de utilizar métodos de tratamiento natural. Elija los que puedan hacer bien a su hijo, sin interferir con el tratamiento principal. Puede aprovechar las ventajas de algunos remedios naturales sin privar a su hijo de las maravillas de la medicina moderna.

Acupresión

El tratamiento de acupresión puede ser sumamente provechoso para las alergias infantiles. Con la supervisión de los progenitores, los niños son capaces de aprender a localizar y usar los puntos de acupresión que pueden brindarles alivio de sus síntomas de alergia. Aunque algunos ejercicios pueden resultar demasiado complicados para que los niños los entiendan por su cuenta, otros son tan simples que les permiten comenzar a aliviar sus síntomas sin la ayuda de los padres.

Si decide buscar un tratamiento de acupresión para niños, diríjase a un profesional que tenga experiencia en tratar alergias infantiles. Tendrá que implicarse en cada paso, observando e incluso colaborando en las sesiones a fin de trabajar en equipo con su hijo en el aprendizaje de los ejercicios. Asegúrese de que su hijo entienda el objetivo de los ejercicios de acupresión y de que manifieste cómo se siente durante los ejercicios y después de ellos. Si dice que experimenta dolor o cualquier otro efecto negativo, el profesional tendrá que hacer ajustes.

El coste de una sesión de acupresión para un niño es el mismo que para un adulto. La mayoría de los profesionales programará sesiones frecuentes al principio para hacer un seguimiento de los avances, pero más adelante pasarán a ser esporádicas.

Algunos de los ejercicios de acupresión útiles para las alergias de los adultos pueden resultar molestos para los niños pequeños, porque son más sensibles a la presión firme que suele requerirse para obtener resultados óptimos. No deje de manifestar sus preocupaciones a su profesional e infórmele también de cualquier molestia que sienta el niño.

Afirmaciones

Los niños aprenden pronto, a través de la experiencia, que cuando entran en contacto con determinados alérgenos a continuación experimentarán síntomas de alergia. Sus cuerpos están preparados para el ataque. La experiencia también se compone de lo que oyen de sus padres y de otros adultos. Si tuvo alergias de niño, quizá recuerde a su madre diciéndole cosas como: «Aléjate de los gatos. Comenzarás a estornudar y a respirar con dificultad» o «No bebas leche, te sentará mal». Aunque estas advertencias contribuyeron a impedir que le atacasen los síntomas, también se convirtieron en mensajes que usted interiorizó y le dejaron huellas.

No debería estimularse a los niños a que se expongan a alérgenos. Sin embargo, puede animárseles a no sentirse víctimas o personas enfermas y a centrarse en cambio en llegar a estar mejor. Las afirmaciones también pueden ayudar cuando los niños se hallan padeciendo una reacción alérgica, pues producen un efecto relajante que, a su vez, calma al sistema inmunológico. Los adultos pueden contribuir a este proceso generando afirmaciones simples que se centren en lo positivo y practicándolas con sus hijos.

Éstas son algunas informaciones para usar con niños alérgicos.

- No debo estar asustado.
- Soy sano y fuerte.
- Cada día estoy mejor.
- Puedo ocuparme de mis alergias y seguir divirtiéndome.

El uso de afirmaciones puede llegar a ser un juego, en el que padres y niños trabajan juntos para elaborarlas. Puede ser útil escribirlas en hojas de papel para colgar en una pared del dormitorio, e incluso dibujar imágenes que las ilustren. Pruebe a practicar afirmaciones con su hijo antes de que vaya a la escuela, quizá durante el desayuno, y nuevamente antes de que se acueste por la noche.

Aromaterapia

La aromaterapia, que se describió en el capítulo 4, es un excelente tratamiento natural para niños con alergias. Por ejemplo, puede colocarse una lámpara de aroma en la habitación de un niño para impregnarla de fragancias que estimulen la salud y ayuden a acabar con los síntomas de alergia. Aunque debería evitarse tener una llama encendida en la habitación de un niño, las lámparas con bombillas eléctricas pueden resultar divertidas y servir de luz de noche. A los niños les encanta oler fragancias frescas. Las lociones y los ungüentos basados en aceites esenciales pueden contribuir a curar los efectos del eczema.

Los niños tienen un sentido del olfato muy desarrollado. En realidad, al cabo de unas semanas del nacimiento un bebé puede reconocer el olor de su madre y responder a él. Los olores vinculan a una madre con su hijo, y las progenitoras suelen ser capaces de detectar cuándo un niño está enfermo a partir de la percepción de un cambio en su olor. Las fragancias pueden ayudar a desarrollar creatividad, realzando la inteligencia y estimulando una actitud positiva; también pueden utilizarse fragancias para curar las enfermedades infantiles.

La aromaterapia ayuda a reducir los efectos de las alergias infantiles causadas por inhalantes del mismo modo que lo hace con los adultos. Los aromas de los aceites esenciales contrarrestan los efectos de los inhalantes al estimular a los neurotransmisores del sistema nervioso central, que brindan alivio y refuerzan la salud. Los ungüentos también sirven para aliviar el eczema.

Si lo desea, visite a un aromaterapeuta para hablarle de las alergias específicas de su hijo y pedirle que le ayude a elegir los aceites esenciales que podrían ser más útiles para aliviar sus síntomas de alergia. Por lo general, los organismos de los niños son más sensibles que los de los adultos y no requerirán tantas gotas del aceite que se utilice. Asimismo, algunos aceites pueden ser demasiado fuertes para los niños y un aromaterapeuta puede decirle cuáles evitar. Quizá encuentre parte de esta misma información en un libro completo sobre aromaterapia.

Entre los aceites esenciales a los que los niños parecen responder mejor se cuentan los de mandarina, naranja, canela, miel y vainilla. Una de estas fragancias en la habitación de un niño potenciará la sensación de calma y bienestar, y la buena salud en general. Quizá quiera leer a su hijo un cuento determinado mientras esos aromas impregnan la habitación.

A continuación se sugieren algunas aplicaciones de aromaterapia para aliviarlas alergias infantiles:

Congestión

Los aceites esenciales usados en una lámpara de aroma pueden aliviar la tensión al actuar como expectorantes y descongestivos. Los aceites esenciales a usar incluyen a los de eucalipto, pino, hierba doncella, naiouli y limón. Basta con utilizar dos gotas de estos aceites, que es casi la mitad de la dosis adulta.

Piel sensible

La piel sensible, que se irrita con facilidad, es más susceptible a las reacciones alérgicas. Para mantener sana y suave la piel de su hijo añada unas gotas de aceites esenciales al agua de su baño. Una buena mezcla para el baño consiste en cinco gotas de manzanilla y dos gotas de neroli, mezcladas con unas cucharadas de miel y Salvado.

Problemas estomacales

La descompostura de estómago y les retortijones que suelen resultar de la alergia a la leche y a otros alimentos a veces pueden aliviarse utilizando los aceites esenciales de hinojo y de coriandro. Para los niños, use una o dos gotas, con miel si lo desea, diluidas en agua o té caliente. Tenga presente que los aceites esenciales pueden tener efectos secundarios tóxicos que quizá resulten más pronunciados en los niños. Mantenga siempre los aceites esenciales fuera del alcance de los niños.

Medicina botánica

El uso de hierbas para tratar las alergias infantiles puede resultar muy útil. Esto es particularmente cierto cuando los preparados herbales se utilizan para aliviar la congestión y la producción de mucosidad que suele acompañar a una reacción alérgica, la náusea y la diarrea que puede seguir a una alergia a la comida, y la urticaria y el eczema provocados por una alergia cutánea. El enfoque de la medicina botánica de las alergias infantiles es similar al de las alergias de los adultos, en el sentido de que el tratamiento se inicia con una desintoxicación del organismo para liberarlo de impurezas, continúa abordando los síntomas específicos y luego se ocupa de fortalecer las áreas debilitadas.

La mayoría de las hierbas comunes son relativamente benignas y seguras cuando se utilizan externamente o en tés suaves. Cuando las hierbas se utilizan internamente, los niños requieren precauciones especiales. El tratamiento de los síntomas de los adultos puede requerir una gran cantidad de una hierba, pero no ocurre lo mismo con los niños. En realidad, los niños necesitan una cantidad mucho menor de una hierba para ser afectados por ella. Algunas hierbas, en particular aquellas con un sabor fuerte o picante, pueden resultarles desagradables.

Las hierbas pueden activar nuevas alergias. Además, todo efecto tóxico secundario de una hierba puede acentuarse en gran medida cuando se da a un niño. Cuando trabaje con niños, use las hierbas con cuidado. Utilice la dosis adulta estándar bien diluida. No las use internamente sin trabajar con un profesional que tenga experiencia en tratar niños. Tenga presente también que el uso de hierbas puede afectar al tratamiento médico que el niño pueda estar recibiendo, ya que muchos medicamentos derivan de hierbas. Consulte a su pediatra para asegurar se de que esté al tanto del tratamiento y lo apruebe.

En cantidades muy diluidas, los niños pueden beneficiarse del uso de hierbas en el tratamiento de sus síntomas de alergia. Las hierbas estimulan las propias defensas naturales de un niño, además de fortalecer su organismo sin añadirle sustancias químicas artificiales, alcohol, azúcar, colorantes alimenticios u otros aditivos. Un preparado herbal puede utilizarse como un antiácido suave para aliviar una descompostura de estómago. Las hierbas con propiedades antibióticas pueden aliviar una infección de oído. Las hierbas carminativas, como sería el caso de un té de menta suave, pueden aliviar el dolor intestinal. Las hierbas emolientes pueden ofrecer un tratamiento suave para un brote de eczema. Una cataplasma con aceite de mostaza o eucalipto podría aliviar la congestión y la producción de mucosidad que resulta, por ejemplo, de la exposición al gato del vecino.

Las hierbas también pueden tener efecto fortalecedor y reconstituyente sobre los niños. Es posible emplearlas para hacer más sano el aparato respiratorio al ayudar al niño a resistir los efectos de las reacciones alérgicas, además de afecciones relacionadas como el asma. Las hierbass también pueden fortalecer al aparato digestivo para contribuir a reducir los síntomas de alergia a alimentos, o incluso prevenirlos. Las hierbas que purifican la sangre pueden reducir los efectos de todas las reacciones alérgicas, incluidas las afecciones cutáneas.

Cuando trate a sus hijos con hierbas, debe tener en cuenta a algunas reglas generales. Ante todo, como se dijo anteriormente, trabaje con un profesional y con la aprobación de su pediatra. Use cantidades muy reducidas de cada hierba. Si el profesional le ha recomendado utilizar una hierba internamente y su hijo se queja de su sabor, no le obligue a ingerirla. Trate de diluirla en una cucharada de miel o de nocilla. Observe atentamente cualquier reacción, así como toda mejoría. Si los síntomas de su hijo empeoran, interrumpa de inmediato el uso de la hierba y busque atención médica si la reacción es de cierta seriedad. Y si no advierte ninguna mejoría en el estado de su hijo al cabo de unos días, consulte al profesional. A menos que la finalidad de la hierba fuese fortalecer y nutrir las defensas naturales del niño en forma gradual, es probable que no esté dando resultado.

La medicina botánica no debería emplearse en combinación con la aromaterapia o con la homeopatía, porque todas ellas se basan en hierbas y los enfoques pueden interferir entre sí.

A continuación se indican algunos tratamientos herbales para la alergia infantil que puede probar en casa.

Congestión

La congestión y la producción de mucosidad a veces pueden aliviarse con una compresa de jengibre. Mezcle unas gotas de tintura de jengibre, que puede comprarse en una tienda de alimentos naturales, con cuatro cucharadas de harina de trigo integral y agua suficiente para formar una pasta. Extienda la pasta sobre un trozo de tela de algodón y colóquela sobre el pecho del niño. Déjela durante al menos una hora.

Irritaciones cutáneas

La consuelda procede de la raíz y de las hojas de la planta de consuelda, y es conocida por estimular el desarrollo de las células y aliviar las inflamaciones cutáneas. Es especialmente útil en el tratamiento del eczema infantil. Para preparar un ungüento de consuelda siga estos pasos:

1. Frote entre sus manos 50 g. de hierba de consuelda y viértalos en una jarra de vidrio. Añada 50 g. de aceite de oliva o de sésamo, y cierre la jarra herméticamente.
2. Agite la jarra cada día durante al menos dos semanas.
3. Cuele el contenido para quitar los fragmentos de hierba. El resultado es un aceite herbal.
4. Coloque este aceite colado en un recipiente y déjelo hervir a fuego lento durante unas horas.
5. Derrita 25 g. de cera de abeja en baño de maría y luego viértala en el aceite.
6. Deje hervir a fuego lento la mezcla hasta que tenga la consistencia de un ungüento. Para comprobar la consistencia, coja una cucharada del ungüento caliente y déjelo enfriar en la nevera durante un momento. Pruébelo con el dedo para comprobar si puede extender se sobre la piel.
7. Añada unas gotas de aceite de vitamina E.
8. Vierta el aceite espesado en una jarra pequeña.

Frote el ungüento directamente sobre la dermatitis, urticaria o eczema, y úselo cuando sea necesario para reducir los síntomas, incluido el picor. El mejor momento para aplicar el ungüento es antes de que el niño se vaya a la cama.

Descompostura de estómago

Un té de jengibre puede ser eficaz para tratar los síntomas de alergia a alimentos, incluidos la indigestión y los gases. Para preparar un litro de té de jengibre siga estas instrucciones:

1. Ralle unos cinco centímetros de raíz de jengibre fresco.
2. Colóquelo en una tetera.
3. Hierva un litro de agua y luego viértala sobre el jengibre.
4. Cubra la tetera y deje reposar el líquido quince minutos.
5. Bébalo caliente o frío.

Haga que el niño beba el té de jengibre unas pocas veces al día, o hasta que desaparezcan los síntomas.

Homeopatía

La homeopatía, que se trató con todo detalle anteriormente, puede funcionar bien cuando se aplica a las alergias infantiles. Las alergias infantiles, como las de los adultos, son causadas por un sistema inmunológico desequilibrado: el sistema inmunológico reacciona ante sustancias inocuas como si fuesen alérgenos.

Los niños son particularmente sensibles a los medicamentos. El uso excesivo de medicamentos puede empeorar las situaciones y, además, interferir con la capacidad natural para la autocuración. No sólo vuelven los síntomas, sino que el desarrollo del sistema inmunológico puede hacer se más lento por la presencia de drogas. Asimismo, los medicamentos, incluidos aquellos que se utilizan para tratar alergias, así como los antibióticos, sólo enmascaran los síntomas y acortan el proceso curativo. Los medicamentos también contienen sustancias químicas capaces de provocar efectos secundarios que, a su vez, pueden ser un factor causante de síntomas.

Si se permite a la enfermedad que siga su curso, las defensas naturales del niño suelen ser capaces de combatirla mientras se fortalecen en el proceso. La utilización de remedios homeopáticos basados en sustancias naturales en el tratamiento de las alergias infantiles brinda ese estímulo adicional que las defensas del niño necesitan para completar el ciclo curativo y favorece el desarrollo del sistema inmunológico.

La aplicación de la homeopatía a las alergias infantiles

Igual que con los adultos, los remedios homeopáticos para niños se eligen de manera que reproduzcan, en la medida de lo posible, los síntomas que presentan. Una vez más, el tratamiento se basa en elegir una medicina individual que imite los síntomas. Como con otros tratamientos homeopáticos, los niños sólo reciben una medicina a la vez.

Los siguientes son los principales remedios homeopáticos que se utilizan para las alergias infantiles, dispuestos por grupo de alergia. Tenga presente que puede obtener y usar esas medicinas por su cuenta. Sin embargo, los niños son más sensibles que los adultos y tal vez haya que emplear alguna precaución al aplicarlas. Esas precauciones se tratan más adelante en este apartado. Antes de dar a su hijo un remedio homeopático o de otra índole, consulte siempre a su pediatra.

Alergias respiratorias

Los remedios homeopáticos que se emplean para tratar el aparato respiratorio de un niño reproducen también el conjunto de síntomas que éste experimenta. Estos síntomas incluirán no sólo a los indicadores de alergia más comunes, sino además síntomas como inquietud, irritabilidad e incapacidad para dormir.

La sabadilla, de la semilla de cebadilla, es un remedio común para la rinitis alérgica y la fiebre del heno cuando los síntomas comprenden un goteo nasal, estornudos y ojos enrojecidos e irritados. Cuando los síntomas incluyen una intensa sensación de picor en el paladar blando y en la zona posnasal, puede necesitarse un medicamento llamado Wyethia. Otro síntoma que indica igualmente la necesidad de Wyethia es el goteo nasal, acompañado de una sensación de sequedad en la garganta y en los conductos nasales.

El arsenicum album, derivado del trióxido de arsénico, también puede administrarse en caso de alergias infantiles, en especial cuando los síntomas incluyen fatiga, estornudos violentos, sensación de ardor en los conductos nasales, dolor de cabeza, tos y vías respiratorias obstruidas. El arsénico también es indicado si la tos del niño se alivia algo después de beber un líquido caliente o si experimenta una sensación de ardor en el pecho. La eufrasia, derivada de la hierba murajes, se utiliza cuando los síntomas de alergia incluyen también goteo nasal excesivo y tos con flema, acompañados por lágrimas irritantes.

Antes de comenzar a utilizar una medicina homeopática en el tratamiento de alergias respiratorias, consulte a un profesional cualificado y utilícela bajo su orientación (siguiendo además el consejo de su pediatra), en particular cuando se trate de niños muy pequeños. En general, el profesional podrá indicarle cuál es la dosis estándar, que quizá también esté indicada en el envase. Si una dosis de la medicina hace que los síntomas del niño mejoren, espere hasta que los síntomas vuelvan antes de repetirla. Si los síntomas del niño no mejoran al cabo de cuatro horas, administre una nueva dosis y espere otras cuatro horas. La medicina homeopática debe administrarse no más de tres veces al día, y durante no más de una semana.

Administre también dosis que sean de sentido común. En la medida de lo posible, evite los alérgenos conocidos. Dé al niño abundante agua para mantener su organismo limpio de los alérgenos que pueda acumular. La utilización de un humidificador también puede ayudar a aliviar los conductos respiratorios inflamados.

Alergias cutáneas

La medicina homeopática ofrece una variedad de remedios para el tratamiento de las alergias relacionadas con la piel. El diagnóstico de estas dolencias se centra en el aspecto de la irritación cutánea, asociada a sensaciones corporales como sensibilidad al calor, y también en el modo en que apareció. Para tratar las alergias cutáneas la medicina homeopática ofrece remedios que pueden ingerirse o aplicarse a la piel. Los homeópatas no estimulan el empleo de hidrocortisona, un remedio de venta sin receta de uso común, porque consideran que es una droga demasiado potente que es absorbida por el aparato circulatorio y puede conducir a desequilibrios hormonales. Asimismo, no recomiendan el uso de loción de calamina, porque enmascara los síntomas. Como en otras dolencias, los síntomas cutáneos deben manifestarse plenamente a fin de que pueda resolverse el desequilibrio subyacente.

Los homeópatas suelen aconsejar a sus pacientes que traten de averiguar qué fue lo que causó la reacción alérgica y procuren evitarlo durante una semana o dos para ver si los síntomas desaparecen solos. Sin embargo, las causas subyacentes de los síntomas también pueden tratarse, en especial si éstos son lo bastante serios como para interferir con el sueño y otras actividades del niño. Uno de los remedios más usados para las alergias cutáneas es *Rhus toxicodendron* derivado de la hiedra venenosa. Su uso es indicado para la dermatitis de contacto, que incluye ampollas que pican, escuecen y presentan ampollas; este estado parece empeorar por la noche y al aire libre. Las sensaciones de inquietud e irritabilidad también indicarían que el *Rhus toxicodendron* podría servir para tratar este conjunto de síntomas.

Una reacción alérgica en la que la piel está inflamada y con ampollas, pero no escuece, podría requerir aceite de ricino, derivado del *crotontiglium*. Un niño con un sarpullido que requiere aceite de ricino podría aliviarse el picor rascándose un poco. Sin embargo, esta acción haría que el sarpullido llegue a inflamarse tanto que hasta un leve roce provocaría dolor.

Otros remedios homeopáticos también son útiles para tratar la dermatitis de contacto, y cada prescripción se basa en las diferencias de aspecto y en los síntomas asociados a esta dolencia. Por ejemplo, para un sarpullido que incluye la aparición de protuberancias acompañadas de sensaciones de irritabilidad se prescribe Bryonia. Cuando los síntomas incluyen ampollas que contienen un líquido amarillento se utiliza anacardo.

El tratamiento homeopático de la urticaria también varía de acuerdo con su aspecto, el modo en que aparece y el hecho de que los síntomas cambien debido a la exposición a condiciones como el calor y el frío. La medicina más comúnmente utilizada para el tratamiento de la urticaria es apis, que deriva del veneno de las abejas. El *apis* es efectivo en el caso la urticaria que produce mucho picor y empeora, por ejemplo, con la exposición al calor, con el ejercicio o debido a un cambio en las condiciones climatológicas. Aunque *apis* es el medicamento de uso más generalizado, también puede ser útil el *urtica urens,* que procede de la ortiga.

El eczema, que suele acompañar a los síntomas respiratorios, por lo general se trata con medicinas destinadas a curar los problemas respiratorios. Los homeópatas podrían tratar el eczema con sabadilla, arsénico o Wyethia, de acuerdo con la variedad específica de síntomas respiratorios que lo acompañen.

Las alergias cutáneas son difíciles de tratar para una persona lega, porque la selección de medicina homeopática se basa en diferencias sutiles entre grupos de síntomas relacionados. Por ejemplo, es difícil para un lego distinguir entre varios tipos de ampollas o protuberancias. Por lo tanto, es mejor trabajar bajo el asesoramiento de un profesional cualificado.

Alergias a alimentos

Según la homeopatía, lo que parece ser una alergia a alimentos puede ser el resultado de toxinas que se han acumulado en el aparato digestivo y produjeron un desequilibrio. El tratamiento se propone reproducir síntomas como vómitos, náuseas y diarrea con una medicina homeopática que los imite y ayude al cuerpo a recuperar su equilibrio. Además, los remedios homeopáticos pueden ser útiles para sustituir a los líquidos corporales que se pierden con los vómitos o la diarrea, con lo cual propician la curación.

Para los niños, los remedios homeopáticos suelen ser una alternativa segura a los medicamentos basados en sustancias químicas que, además de añadir toxinas al organismo, enmascaran los síntomas e interfieren con los procesos naturales digestivos y curativos. Por otra parte, los síntomas reaparecerán en cuanto se suspenda el medicamento. Muchos remedios de venta sin receta se desarrollan para personas adultas y son demasiado fuertes para utilizar en niños.

También es importante tener presente que a veces un médico homeopático recomendará dejar que los síntomas de alergia a alimentos sigan su curso sin realizar ninguna intervención específica. Por ejemplo, es probable que sólo haya que mantener al niño alejado de los alimentos que le provocan reacciones alérgicas, compensar con agua la pérdida de líquido inducida por la diarrea y mantenerle caliente y cómodo hasta que pasen los síntomas. Asimismo, puesto que los aparatos digestivos de los niños están aún en desarrollo, vomitan con mayor facilidad que los adultos. Esto pasa particularmente con los bebés, en quienes la válvula que cierra la base del esófago no está todavía plenamente desarrollada, lo cual se traduce en una tendencia a arrojar con facilidad. El vómito no es necesariamente una situación de emergencia, a menos que sea frecuente y se traduzca en pérdida de peso y deshidratación.

Aun cuando se sospeche que el vómito y la diarrea están relacionados con una alergia a alimentos, deberían tratarse sin medicinas. Lo más probable es que las paredes del estómago se inflamen, tal vez como resultado de la alergia, y la comida y el líquido les irriten todavía más. En primer término, consulte a su pediatra. En general, se recomienda dar al niño una cantidad mínima de líquidos durante las primeras seis horas y esperar que los síntomas remitan. Luego puede comenzarse a compensar la pérdida de líquido con cantidades mínimas de caldo vegetal, zumo o agua mineral sin gas. Hay que evitar la leche y los productos animales.

Al cabo de uno o dos días, aumente en forma gradual los líquidos y empiece a introducir alimentos sólidos como tostadas y yogur. Advertencia: No debería dejarse de dar líquido a los bebés y a los niños muy pequeños, aunque sea una cucharadita de té cada vez. Los niños son mucho más susceptibles a la deshidratación porque tienen un metabolismo más acelerado y sus riñones están aún en fase de desarrollo. Vigílelos cuando experimenten estos síntomas y esté preparado para contactar a un médico si persisten durante más de un día o dos.

Tanto en adultos como en niños, los síntomas de deshidratación incluyen sequedad de boca y ausencia de lágrimas. Cuando la deshidratación continúa, los síntomas incluyen ojos hundidos, pérdida de elasticidad cutánea y un punto blando hundido en la cabeza de los niños muy pequeños. Si advierte cualquiera de estos signos, lleve al niño de inmediato a un médico o a la sala de urgencias.

Las alergias a alimentos en los niños también pueden provocar dolor abdominal, que se trata con descanso y comidas poco abundantes, consistentes en líquidos y alimentos livianos. Esto permitirá que los síntomas desaparezcan solos. Asimismo, sirve para tratar otros síntomas relacionados, como vómitos. El dolor abdominal puede deberse a una apendicitis, más que a una alergia a alimentos, y cuando este dolor se da sin otros síntomas, y continúa o empeora, se requiere atención médica.

Síntomas como dolor abdominal, vómitos y diarrea también pueden tratarse con medicinas homeopáticas, en general administradas una vez por hora hasta que empiecen a remitir. Las medicinas deberían administrarse cada doce horas si los síntomas son menos graves. Cuando se utiliza una medicina homeopática para posibles síntomas de alergia a alimentos, deberían observarse mejorías con bastante rapidez. Si no es así, recurra a otra medicina homeopática. Y como siempre, si los síntomas se vuelven serios, busque asistencia médica.

El arsenicum album es una de las medicinas homeopáticas más empleadas para tratar dolencias del aparato gastrointestinal. Los síntomas incluyen vómitos, diarrea y dolor estomacal o intestinal. Otros síntomas que indican la necesidad de arsénico incluyen temor, agotamiento e inquietud, así como mucha sed y escalofríos. Estos síntomas empeoran por la noche y, además, se vomita todo lo que se come o bebe.

Si el síntoma principal es náusea, con o sin diarrea o vómitos, entonces puede administrarse otra medicina homeopática llamada ipecacuana. Es probable que un niño que necesita ipecacuana no esté tan gravemente enfermo como uno que requiere arsénico. La coloquíntida, que deriva del pepino amargo, es indicada si el síntoma principal son calambres abdominales que empeoran al comer o beber. Este tipo de calambres pueden aliviarse con una presión suave sobre el abdomen, y también con calor. La belladona puede ser igualmente útil en la fase inicial de los problemas gastrointestinales, si los síntomas aparecen de repente.

Los remedios homeopáticos que se mencionaron en los párrafos precedentes son sólo una selección de aquellos que pueden ser útiles para aliviar los síntomas de alergia a alimentos. Las causas y los síntomas de la alergia a alimentos son únicos para cada persona y en la mayoría de los casos no pueden atribuirse a una sola fuente. Las medicinas homeopáticas pueden contribuir a aliviarlos síntomas, además de ayudara brindar equilibrio al organismo y liberarlo de toxinas. No obstante, la «cura» homeopática real para la alergia a alimento si incluye una dosis sana de evitación: si se sabe cuál es el alimento que provoca una reacción, debería orientarse al niño par a que lo evite.

También hay que tener presente que algunas de las medicinas homeopáticas que elija pueden suscitar reacciones alérgicas, aun cuando deriven de sustancias naturales.

El trabajo con un médico homeopático

Una de las dificultades para hacer su propio diagnóstico de las alergias de su hijo y elegir una medicina homeopática, es que, como mucho, estará realizando una conjetura con cierto fundamento. Su hijo puede estar en condiciones de manifestar con precisión lo que siente, pero en la mayoría de los casos usted tiene que basarse en sus propias observaciones. Aunque puede interrumpir una medicina si le parece que no sirve de nada, quizá pierda tiempo y dinero con medicamentos que no funcionan.

Un médico homeopático puede ayudarle a evitar estos errores. Comenzará por someter a su hijo a un examen minucioso mientras formula a usted y al niño una lista detall ad a de preguntas sobre cómo y cuándo se producen los síntomas, y acerca de las condiciones que rodean a esas situaciones. Se le pedirá que brinde información detallada sobre los gustos y aversiones del niño, su estructura emocional, su estado mental y la historia de sus enfermedades hasta la fecha. Asimismo, deberá llevar un registro del comportamiento del niño en los días previos y siguientes a un ataque de alergia, incluyendo los alimentos ingeridos, las horas de sueño y los síntomas específicos. El profesional homeopático utilizará esa información para determinar el curso inicial del tratamiento.

Como se dijo anteriormente, una amplia variedad de remedios homeopáticos puede ser útil para tratar las alergias infantiles, puesto que las reacciones alérgicas son síntomas de desequilibrios subyacentes. Tendrá que trabajar en equipo con el facultativo. Observe cómo reacciona su hijo a la medicina e informe de cualquier cambio o mejoría en su estado. Si los síntomas empeoran, o aparecen otros nuevos, comuníqueselo de inmediato al profesional.

Si el profesional homeopático no es también un médico cualificado, haga saber a su médico habitual que su hijo está siguiendo un tratamiento homeopático. Su médico debe estar al corriente de ello para evitar la prescripción de medicamentos que puedan interferir con el enfoque homeopático. Y en caso de cualquier emergencia médica, póngase en contacto con su médico para contar con un tratamiento de urgencia y disponer la hospitalización en caso de que sea necesario. En la actualidad muchos médicos aceptan la validez de los enfoques naturales y estarán dispuestos a trabajar con usted y con el homeópata.

Naturopatía

Los naturópatas consideran a la rinitis alérgica, a la fiebre del heno y a otras alergias en los niños como brotes de enfermedad y respuestas alérgicas que se inician en la primer a infancia. Estas alergias empiezan en el aparato digestivo o intestinos. Los naturópatas ponen énfasis en la importancia de la lactancia materna durante los primeros seis meses de vida, porque el aparato digestivo del niño no está preparado para las sustancias químicas y los conservantes que recibe a través de la leche de vaca y el preparado para biberones; los niños tienen muy poca protección contra ellos. Sus intestinos aún no están desarrollados y, por consiguiente, el tracto digestivo resulta agredido por estos ingredientes artificiales. La misma situación se produce si los bebés son destetados demasiado pronto y se comienza a nutrirlos con alimentos sólidos que también introducen alérgenos en sus organismos. El cuerpo trata a estos ingredientes como si fuesen sustancias extrañas y entonces se desarrollan reacciones alérgicas.

El desarrollo de estas alergias va acompañado de una mayor susceptibilidad a las enfermedades infantiles. Por ejemplo, las infecciones de oídos pueden ser el resultado de síntomas alérgicos que se han instalado en ellos. Las infecciones suelen tratarse con antibióticos, que se convierten en un problema añadido. Los antibióticos afectan también al equilibrio del tracto digestivo al interferir con los procesos naturales de desintegración y eliminación de los alimentos y, por consiguiente, empeoran las alergias. Como consecuencia de esas alergias de los niños a determinados alimentos a menudo se producen rinitis alérgica, fiebre del heno y asma.

Los profesionales naturópatas consideran a la alergia como un activador del asma y los tratamientos son similares para ambas dolencias. En este apartado hablaremos del enfoque naturopático para el tratamiento de la alergia juvenil.

El tratamiento del niño con la naturopatía

El enfoque básico para el tratamiento de la alergia infantil consiste en la dieta, además de incluir el empleo de complementos nutricionales, vitaminas y medicinas herbales. En el caso de los niños, el tratamiento comienza con una dieta de eliminación basada en alimentos que contengan pollo, cordero, patatas, plátano, arroz, manzanas, y verduras como brécol y repollo. Estos alimentos no tienen probabilidades de provocar reacciones alérgicas y resultarán nutritivos, mientras que las toxinas generadas por otras comidas irán eliminándose gradualmente del organismo. Por lo general, un niño sigue esta dieta durante una semana o más, momento en el cual comienzan a introducirse otros alimentos, uno nuevo cada uno a dos días. Debe observarse al niño por si presenta alguna reacción a estos alimentos. Si aparecen síntomas alérgicos, deberá suprimirse el nuevo alimento. Esto requiere llevar un registro minucioso, pero es un modo excelente de diseñar una dieta específica para su hijo.

A continuación se describen tratamientos naturopáticos para las principales alergias infantiles.

Eczema

Como ya se dijo, el eczema en los niños suele estar relacionado con las alergias a alimentos. Por lo tanto, una primera defensa prescrita por el naturópata será utilizar la dieta de eliminación para descubrir la causa del eczema y entonces proceder a suprimirla de la alimentación del niño. Los productos lácteos son uno de los alimentos más comunes causantes de alergia y podrían ser uno de los primeros en evitarse.

En el tratamiento del eczema también se emplean complementos nutritivos. Por ejemplo, los niños con eczema suelen tener una deficiencia de ácidos grasos esenciales, lo cual se traduce en una disminución de la capacidad para combatir la inflamación; para compensar esa deficiencia y aliviar los síntomas podría darse al niño hierba del asno. También podría recomendarse comer pescado o utilizar un complemento de aceite de pescado, debido a sus efectos antialérgicos y antiinflamatorios, así como tomar bioflavonoides. La vitamina A ayuda a mejorar la salud general de la piel.

El eczema también se trata con medicinas botánicas. El *vaccinium myrtillus*, derivado de la hoja de arándano, y la *prunus spinosa*, que se obtiene del endrino, se emplean para inhibirla producción de histaminas y sirven como antiinflamatorios. La raíz de bardana tiene un efecto curativo directo sobre el eczema, pues corrige las deficiencias en el sistema inmunológico de quienes padecen esta afección. El regaliz y la manzanilla pueden usarse en preparados que ofrecen el mismo alivio temporario que la cortisona.

Los naturópatas creen que la cortisona tiene efectos negativos sobre el cuerpo a largo plazo. La utilización de cortisona para el eczema continúa el efecto cascada que se inicia con los antibióticos. Mientras que los antibióticos para dolencias como infecciones de oídos pueden interferir con el aparato digestivo y, por último, provocar el envío de histaminas hacia la piel, la cortisona envía las histaminas a los pulmones, donde el resultado puede ser rinitis alérgica y asma.

Los naturópatas también recomiendan el empleo de ungüento de zinc no oleoso para aliviar el picor asociado al eczema y utilizar sólo jabones neutros.

Rinitis alérgica y fiebre del heno

El tratamiento naturopático para niños con rinitis alérgica y fiebre del heno comienza con la dieta. Aunque la dieta de eliminación incluye carne, es probable que el naturópata le recomiende una dieta vegetariana para su hijo, evitando la carne, los productos lácteos y los huevos. Sólo puede beberse agua mineral y hay que evitar el agua con gas y otros estimulantes, así como el azúcar y la sal. La dieta naturopática para la alergia incluye cantidades ilimitadas de verduras y hortalizas, incluidos el brócoli, la lechuga, el apio, la remolacha, el pepino y la mayoría de las judías, con excepción de la soja y de las judías verdes. Se permiten cantidades restringidas de patatas y la mayoría de frutas, con excepción de manzanas y frutos cítricos, y cantidades muy limitadas de cereales.

Los productos animales pueden provocar síntomas de alergia infantil. La dieta vegetariana altera el metabolismo y disminuye la tendencia a la inflamación nasal y pulmonar. Otro beneficio es la eliminación de cualquier alérgeno que se consuma a través de la comida, lo cual se traduce en una desintoxicación gradual. Es importante que trabaje con su hijo en el cambio de su dieta. El hecho de obligar al niño a adoptar una dieta que parece poco atractiva y es radicalmente diferente a la de sus compañeros de escuela puede llevarle a sentirse distinto a los demás, lo cual se traduce en mayor estrés.

Las medicinas botánicas también se emplean para tratar la rinitis alérgica y la fiebre del heno. La efedra es un remedio natural que se ha utilizado durante miles de años para tratar los síntomas de alergia. La planta de efedra contiene componentes que actúan como agentes antiinflamatorios y antialérgicos. La utilidad de la efedra disminuye si se utiliza repetidamente a lo largo del tiempo, y suele complementarse con otras hierbas, como el regaliz, así como con vitamina C, vitamina B6 y otros complementos nutricionales.

La escutelaria es otra medicina botánica que los naturópatas emplean a menudo para tratar la rinitis alérgica y la fiebre del heno. Tiene una acción antiinflamatoria e inhibe los síntomas de alergia al combatir los efectos de las histaminas. La angélica, el regaliz, las cebollas y el ajo figuran también entre las medicinas herbales a las que recurrirá un naturópata para el tratamiento de la alergia.

Alergia a alimentos

Como se dijo antes en este apartado, los naturópatas consideran que la mayoría de las alergias tienen sus raíces en la alergia a alimentos. El tratamiento suele comenzar con la dieta de eliminación. Esto funciona especialmente bien con las alergias a alimentos específicos, porque el tiempo que transcurre desde que un alimento entra al organismo y seguidamente conduce a una reacción alérgica suele ser relativamente corto. Como consecuencia de ello, descubrir las alergias a alimentos de su hijo puede ser un proceso bastante simple.

Los naturópatas también recomiendan la dieta diversificada rotatoria para las alergias a alimentos. Esta dieta ayuda a mantener al mínimo los síntomas de la alergia a alimentos del niño al minimizar la exposición a las alergias conocidas, así como a prevenirlas. Los naturópatas creen que si los alimentos tolerados se ingieren con regularidad, no se inducirán nuevas alergias. En la dieta diversificada rotatoria los alimentos que se toleran se ingieren a intervalos específicos, cada cuatro a siete días. Con esta rutina firmemente establecida pueden ir introduciéndose en forma gradual aquellos alimentos conocidos por haber causado síntomas de alergia. De este modo, el niño puede comenzar a disfrutar nuevamente los alimentos que anteriormente le estaban prohibidos.

Debido a la posibilidad de reacciones provocadas por ingerir alimentos del mismo grupo, esta dieta requiere cierta rotación de grupos alimenticios. Esto puede resultar un poco complicado hasta llegar a desarrollar una pauta. Los naturópatas que no se especializan en nutrición pueden solicitar la colaboración de otro profesional para elaborar una dieta.

Con frecuencia, la alergia a alimentos se asocia a una disfunción del sistema inmunológico. Los naturópatas suelen prescribir complementos nutricionales, como el selenio, el zinc y las vitaminas del complejo B, que fortalecen al sistema inmunológico. La vitamina C puede recomendarse como un antihistamínico.

El trabajo con el naturópata

Los niños son criaturas sensibles y por ello los naturópatas evitan las medicaciones fuertes que podrían interferir con su proceso de desarrollo natural. Preste mucha atención a lo que come su hijo, elimine el azúcar, la harina refinada y los conservantes, y elija alimentos de los principales grupos nutricionales, pues ello puede resultar muy provechoso para la salud del niño. Los complementos de vitamina pueden realzar la vitalidad, y los preparados herbales, en especial aquellos utilizados en lociones, pueden ser un buen sustituto para los que se venden sin receta.

No obstante, si su hijo está siguiendo un tratamiento con un médico, no introduzca cambios en su alimentación sin consultar primero al facultativo. Como se dijo antes, los cambios repentinos en la dieta pueden resultar estresantes. Y si los síntomas de alergia de su hijo llegan a ser serios o ponen en peligro su vida, tendrá que poder contar con ayuda médica.

Hable con su médico acerca del plan del naturópata para tratar las alergias de su hijo. Si en la actualidad el niño recibe vacunas de desensibilización o toma antihistamínicos, estos tratamientos quizá no sean compatibles con algunos de los remedios herbales que puede recomendar un naturópata. Hable con ambos de las posibles con secuencias, en particular de las situaciones de emergencia potenciales que pueden resultar de los síntomas de alergia. Quizá pueda utilizar ambos enfoques en forma conjunta, o tal vez tenga que elegir entre uno u otro.

Nutrición

Los alimentos de los niños tienen que elegirse con sumo cuidado. Aquellos niños con alergias a alimentos son incluso más susceptibles al uso de especias, azúcar y conservantes. Los nutricionistas tratan a las alergias infantil es con una dieta equilibrada, que incluye la evitación de alimentos que las activan.

Algunas alergias a alimentos son especialmente comunes en los niños. Por ejemplo, la alergia a la leche de vaca es bastante común durante los primeros dos años de vida, y se trata evitando ese alimento y reemplazándolo por leche de soja y otros sustitutos. Los niños también pueden desarrollar alergias a determinados cereales y esto también se trata evitando los productos que contienen trigo, avena o maíz.

Si su hijo tiene una alergia a alimentos, es probable que usted sea consciente de ello. Sin embargo, quizá deba realizar alguna labor detectivesca para conocer las diversas alergias de su hijo. Cuando decida controlar las alergias a alimentos de su hijo con un enfoque nutricional, tendrá que trabajar en estrecha colaboración con el nutricionista. Este trabajo comenzará llevando un diario de alimentos en el cual tendrá que registrar todo lo que vaya a la boca del niño, desde la comida hasta la pasta dentífrica. Este diario debe llevarse día y noche, indicando horas y cantidades, durante una semana o más. Luego, su nutricionista trabajará con usted para encontrar paulas, alimentos, horas del día y síntomas específicos que indiquen la reacción alérgica.

El paso siguiente en este tratamiento será una dieta de eliminación, que supone colocar en una lista prohibida a los alimentos bajo sospecha y reemplazarlos por una combinación equilibrada de otros que es más probable que su hijo tolere. Su trabajo no se detiene aquí. Tendrá que volver a empezar a llevar un diario de alimentos, esta vez durante una semana o dos, a fin de seguir el progreso de su hijo con la nueva dieta. Esto significará registrar todos los alimentos, las cantidades y las horas del día, así como cualquier síntoma nuevo que pueda aparecer. Si la dieta funciona, los síntomas deberían remitir o desaparecer.

A la eliminación sigue la reintroducción. Puede obsequiar a su hijo con cantidades diminutas de los alimentos que se sospecha causan reacciones alérgicas, uno a la vez. Esto podría significar un trocito de chocolate, o unos frutos secos, o un vasito de leche. Si el niño sufre otra reacción, entonces puede estar seguro de que ese alimento debe continuar en la lista prohibida, al menos en el futuro inmediato.

Tenga presente que si su hijo tiene una reacción a un alimento específico, lo más probable es que también sea alérgico a todos los alimentos de esa misma familia. Además, algunos alimentos pueden trabajar juntos para provocar nuevas reacciones alérgicas y quizá no descubra esto hasta que no los combine por accidente. El nutricionista puede ayudarle a controlar estas posibilidades suministrándole una tabla que enumere los diversos grupos de alimentos para asegurarse de que evita los prohibidos. También está en condiciones de aconsejar le respecto de los alimentos que pueden combinar se para provocar síntomas adicionales.

Hay que estar preparado para hacer sustituciones a la hora de cocinar. Por ejemplo, si su hijo es alérgico al huevo, tendrá que saber con qué puede sustituirlo. Lo mismo se aplica para el trigo, que suele reemplazase con avena o cebada. Una alergia al maíz puede requerir no sólo la sustitución de este alimento en una receta, sino también vigilar la presencia de almidón en productos como el polvo de hornear.

Los niños también son susceptibles a los aditivos alimenticios como los colorantes y los conservantes; estas sustancias químicas artificiales no sólo pueden provocar reacciones alérgicas, sino también afecciones crónicas como la hiperactividad y el asma. Un colorante llamado tartracina, que se conoce como Amarillo Número 5, puede provocar dificultades respiratorias y dolores de cabeza en los niños. El glutamato monosódico puede causar dolores de pecho y dificultad respiratoria. Los sulfitos, que suelen emplearse como conservantes en comidas preparadas, en algunos mariscos y en las comidas de bar, también pueden provocar asma. El nutricionista puede ayudarle a saber a qué aditivos alimenticios debe estar atento y cómo debe leer las etiquetas de los alimentos a fin de evitarlos.

Trabaje en estrecha colaboración con su hijo cuando introduzca modificaciones en su dieta. Los cambios repentinos en la dieta pueden ser sólo molestos para un adulto, pero resultar traumáticos para un niño. Pueden producir trastornos alimenticios capaces de llegar a ser tan devastadores como las alergias. Y cuando los niños se ven obligados a ingerir alimentos diferentes a los que comen sus compañeros de escuela, esto les hace sentirse distintos y puede traducirse en una lesión a su autoestima. Deje que su hijo tenga algún control sobre su dieta y tomen decisiones juntos acerca de los alimentos sustitutivos a elegir.

La nutrición y la alergia

Los médicos suelen considerar a la nutrición como un tratamiento fundamental para las alergias infantiles a los alimentos. Ellos saben lo suficiente sobre nutrición como para supervisar la dieta de su hijo y brindar recomendaciones específicas. Sin embargo, cada vez más los médicos trabajan con nutricionistas en la administración de dietas, al reconocer que el diseño de una dieta adecuada es un proceso complicado que requiere la preparación especializada y la experiencia de estos especialistas. Si es posible, pida a su médico que le recomiende a un nutricionista; en cualquier caso, no deje de hacerle saber que está buscando el consejo de un profesional de esta especialidad. Y haga que el nutricionista efectúe un control periódico de la dieta de su hijo a fin de introducir ajustes cuando cambie su estado.

Como siempre, mantenga abiertos los canales de tratamiento médico de urgencia. Algunas alergias a alimentos, como la sensibilidad a los mariscos, los frutos secos y los sulfitos, pueden resultar fatales, y el período de tiempo entre la reacción inicial y el estado que pone en peligro la vida es corto.

Psicoterapia

El papel que desempeñan las emociones en la alergia infantil se trató anteriormente en este capítulo. Los niños alérgicos a menudo no se sienten bien con ellos mismos. Sus síntomas les hacen distintos a sus hermanos y compañeros de clase, y su autoestima sufre. Por ejemplo, los demás niños pueden reírse de sus ojeras o del modo en que se sorben los mocos o se suenan la nariz. Con frecuencia, los niños no saben manifestar cómo se sienten y quizá tampoco quieren confiarse a sus padres por miedo a ser considerados como un fracaso.

Un psicoterapeuta que tenga experiencia en el trabajo con niños ayudará a su hijo a explorar los sentimientos que experimenta por el hecho de ser alérgico y cuando está rodeado de otra gente, además de analizar el modo en que los síntomas de alergia afectan a su aceptación por parte del grupo de compañeros y, por consiguiente, a su autoestima. A veces estos niños usan sus alergias como un mecanismo de defensa, como un medio de «desquitarse» de sus padres o de otras personas que les han hecho rabiar, o como una manera de llamar la atención. El terapeuta de su hijo no sólo será una buena caja de resonancia, sino que también le enseñará modos de abordar las emociones y de satisfacer sus necesidades sin tener que ponerse enfermo.

Busque a un psicoterapeuta que tenga experiencia en trabajar con niños alérgicos. Si el niño tiene dificultades para hacer frente a las situaciones cotidianas, quizá le recomiende sesiones semanales, pero tal vez no haga falta este nivel de intensidad. El terapeuta también puede recomendar un grupo de apoyo con otros niños alérgicos. Asegúrese de elegir un terapeuta con quien usted y su hijo se sientan cómodos.

Alergias a alimentos

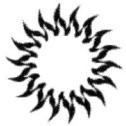

Síntomas de una alergia a alimentos

El viejo lugar común que dice que lo que para algunos es placer para otros puede ser un infierno nunca es más cierto que cuando se aplica al problema de las alergias a alimentos. Si es alérgico a uno u otro alimento es probable que haya tenido que contemplar a alguien disfrutar con una comida que a usted le hace mal sólo con mirarla. Como otras alergias, las alergias a alimentos varían muchísimo de una persona a otra, tanto en términos de las comidas que provocan reacciones como en el grado de seriedad de éstas. En este capítulo hablaremos de las alergias a alimentos y de lo que puede hacerse al respecto.

Las alergias a alimentos pueden provocar una amplia variedad de síntomas físicos, desde leves hasta graves. Sin embargo, es importante tener presente que esos síntomas también pueden ser causados por virus y otras dolencias, así como por la exposición a alérgenos que no proceden de los alimentos. A continuación se enumeran los principales signos de alergia relacionados con los alimentos. Preste mucha atención no sólo a los síntomas, sino también al momento en que suelen aparecer.

Respiratorios

Fatiga, goteo, picor o congestión nasal; bronquitis; y ojos enrojecidos y llorosos. El asma también puede ser activada por una alergia a alimentos. En general, estos síntomas aparecen al cabo de una hora de haber ingerido un alimento al que se es alérgico.

Gastrointestinales

Colitis, retortijones, diarrea, náusea, úlceras, enuresis nocturna, cálculos biliares y vómitos. Asimismo, al cabo de media hora podrían darse síntomas como ardor de estómago e indigestión, pero quizá tarden dos o tres días en manifestarse.

Cutáneos

Eczema, llagas en la boca, erupciones y urticarias, picores persistentes y dolor. Transcurridas seis a doce horas pueden aparecer síntomas como urticaria y erupciones.

Músculos y articulaciones

Artritis, achaques y dolores sin ninguna causa específica manifiesta. Estos síntomas pueden aparecer en un plazo de cuarenta y ocho a noventa y seis horas.

Corazón y circulación

Pulso acelerado, espasmos y dolores que se parecen a la angina de pecho o al ataque cardíaco, presión sanguínea alta, acaloramiento o desmayo y migraña. Al cabo de una hora puede aparecer dolor de cabeza.

Estado mental y emociones

Depresión, ataques de pánico, sensaciones maníacas, dificultad para concentrarse, hiperactividad. El tiempo que tarden estos síntomas variará, dependiendo en parte del estado mental general de la persona.

¿Ha descubierto que algunos alimentos le causan molestias cada vez que entra en contacto con ellos, mientras que otros sólo lo hacen a veces? Las reacciones alérgicas a los alimentos no siempre son predecibles en términos de la rapidez con que aparecen los síntomas, de la seriedad que revisten y del tiempo que duran. Por ejemplo, quizá deba comer una gran cantidad de un alimento determinado para que le produzca una reacción alérgica. O un alimento puede provocarle una reacción alérgica sólo cuando están presentes en el aire otros alérgenos, como la ambrosía.

De acuerdo con los síntomas que las acompañan, las alergias se agrupan en cuatro categorías que pasamos a describir.

Reacción fija

La reacción fija es el tipo más común y el más fácil de predecir. Como el término indica, una reacción fija es la que se produce cada vez que se ingiere un alimento específico. Por ejemplo, la ingestión de fresas puede provocar automáticamente un caso de urticaria. Las reacciones fijas pueden producirse justo después de ingerir el alimento agresor, incluso al cabo de unos segundos, pero también puede ser retardada y darse uno o varios días después, cuando las alérgenos circulan por el torrente sanguíneo.

Reacción acumulativa

Las reacciones acumulativas se producen como resultado de una acumulación de alérgenos en el organismo. Por ejemplo, la ingestión diaria de un alimento como las fresas durante varios días puede desembocar en una reacción acumulativa cuando el cuerpo haya almacenado suficientes alérgenos como para responder. Puede requerirse una semana o más de ingestión de alérgenos para que el cuerpo tenga una reacción acumulativa.

Asimismo, un alérgeno alimenticio específico quizá no provoque ninguna reacción pero, en combinación con otros, el resultado puede ser más pronunciado. Un ejemplo de reacción acumulativa podría deberse a sensibilidad a las fresas o al melón. La ingestión de alimentos a los que se es alérgico en primavera, cuando el polen y los alérgenos de la hierba están presentes en el medio ambiente, también puede producir una reacción acumulativa si, además, se es alérgico a todas esas sustancias.

Reacción variable

Las alergias a los alimentos no siempre son predecibles en el sentido de que un alimento específico puede provocar una reacción alérgica en algunas ocasiones, pero no en otras. Es posible que afecten a sus reacciones a la comida factores como su estado mental y el grado de estrés o depresión que pueda estar experimentando. El medio ambiente, incluida la presencia de contaminación, puede hacerle más sensible a los alérgenos de los alimentos.

Adicción

Los alimentos también pueden ser adictivos, lo cual complica todavía más el proceso de tratamiento. La persona puede fluctuar entre el ansia extrema seguida por reacciones físicas que remiten sólo para ser sustituidas por un ansia aún mayor. La ingestión excesiva de alimentos como azúcar, sal o derivados del trigo puede ser una forma de adicción cuando ello se traduce en síntomas de alergia u otras enfermedades.

Cuando busque tratamientos naturales para su alergia a alimentos deberá tener presente el tipo de síntomas que se producen, así como qué es lo que parece provocarlos. Quizá baste con evitar ciertos alimentos para tratar algunas alergias. Por ejemplo, cuando salga a comer con amigos evite la tarta de fresa y pida otro postre.

Lamentablemente, el tratamiento de muchas alergias a alimentos no es tan sencillo, en particular si se trata de una alergia de carácter acumulativo y, por con siguiente, menos previsible. Las alternativas de medicina natural que fortalecen al cuerpo y refuerzan al aparato gastrointestinal, como la medicina botánica y la homeopatía, serán provechosas. Las técnicas de relajación como la visualización, y los apoyos emocionales como la psicoterapia y los grupos de doce pasos, también pueden ayudar.

En todo caso, cuando considere la posibilidad de adoptar métodos de tratamiento alternativos, tómese cierto tiempo para saber todo lo que sea posible sobre sus alergias a alimentos. Y siga pautas de sentido común, como las que se describen más adelante en este capítulo.

Otra reacción exagerada del sistema inmunológico

Las alergias a alimentos son similares a otras alergias en el sentido de que lo más probable es que sean causadas por una reacción exagerada del sistema inmunológico. Cuando se ingiere el alimento inadecuado, el organismo produce anticuerpos, en particular IgE, en cantidades insalubres.

Como en otras alergias, hay producción de histamina. Los vasos sanguíneos se agrandan y los músculos blandos se contraen, por lo que las zonas de la piel afectadas enrojecen, se inflaman y pican. Los anticuerpos IgE presentes en los tejidos y las secreciones producen los síntomas clásicos de alergia a alimentos, como urticaria, diarrea e inflamación de las membranas.

Pero ¿por qué el sistema inmunológico de algunas personas, y quizá usted sea una de ellas, reacciona de manera exagerada ante ciertos alimentos? En muchos aspectos, las alergias a alimentos son tan misteriosas como la rinitis alérgica y las alergias cutáneas. Sin embargo, la herencia puede ser un factor interviniente. Por ejemplo, si uno de sus progenitor es, o ambos, padecen una alergia, es muy probable que usted sufra de esa misma dolencia. La exposición excesiva a un alimento determinado puede provocar también una alergia. Por ejemplo, algunos japoneses son alérgicos al arroz, mientras que la alergia al pescado es común entre los escandinavos.

Las reacciones a un alimento determinado pueden estar afectadas también por el estado físico gen eral en ese momento. Si tiene malestar de estómago o está experimentando otros síntomas de alergia como fiebre del heno, quizá también sea más susceptible a la alergia a alimentos.

Otro factor importante en la alergia a alimentos lo constituyen las emociones. El estado mental general, por ejemplo sentir ira o estar estresado, también puede provocar una reacción exagerada.

Cuando siente ira u otro tipo de disgusto, ¿comprueba que se le contrae el estómago y que pierde el apetito? ¿O come impulsado por la depresión, considerando la comida como un medio de brindarse alguna gratificación necesaria? La conexión entre apetito y comer es complicada, aunque innegable. Si sufre de alergia a alimentos, el papel de las emociones en sus síntomas es incluso más complicado.

Cuando el estrés se mezcla con un alimento que tiende a provocar síntomas de alergia, éstos pueden llegar a ser aún más pronunciados debido a que sus defensas ya están comprometidas como consecuencia del estrés. La medicina natural ofrece una variedad de opciones para apaciguar las emociones que pueden ser el preludio de una reacción alérgica.

No todas las reacciones son alérgicas

Es importante tener presente que no todas las reacciones a los alimentos son el resultado de una alergia a éstos. Los alimentos pueden afectar de diversos modos. Quizá encuentre que tiene aversión por un alimento determinado debido a razones psicológicas. Y aunque tal vez no esté seguro de esas reacciones, sabe que cuando ve o huele ese alimento tiene el impulso de correr en dirección contraria, o incluso se siente descompuesto. O determinados alimentos o especias pueden provocarle ardor de estómago.

También puede suceder que su organismo no sea capaz de digerir ciertos alimentos, como la leche, debido a la deficiencia en una enzima. La diabetes o la hipoglucemia (bajo nivel de azúcar en la sangre) también pueden interferir con la capacidad del organismo para tolerar determinados alimentos. Éstos son problemas relacionados con la comida, pero no todos son alergias a alimentos.

Los principales culpables

Los alimentos con mayor probabilidad de causar reacciones alérgicas son:

Productos lácteos

Las alergias a los productos lácteos pueden darse tanto en niños como en adultos, además de una incapacidad para digerir la lactosa.

Trigo

La alergia al trigo puede deberse también a una intolerancia al gluten, que es un elemento componente de este cereal.

Huevos

La clara es la parte del huevo que más alergias suele causar. Esta intolerancia al huevo puede o no extenderse al pollo.

Frutos secos

Las reacciones alérgicas pueden ser producidas por ciertos tipos de frutos secos, como las almendras o las avellanas.

Hortalizas y legumbres

En este grupo, los principales causantes de reacciones alérgicas son los guisantes, las judías y los tomates. Estas reacciones pueden ser provocadas por inhalación, así como por ingestión.

Carne

Las carnes con mayores probabilidades de provocar reacciones alérgicas son las de vaca, cerdo y pollo.

Pescado y marisco

Las reacciones al pescado y al marisco pueden ser violentas.

Alcohol

Las reacciones alérgicas a las bebidas alcohólicas suelen ser el resultado de alergias no sólo al alcohol, sino también a ingredientes como la levadura, las melazas, los sulfitos y la malta.

Maíz

El maíz aparece en una gran variedad de alimentos, incluidos el jarabe de maíz, las salsas, las sopas, la maizena, el aceite de maíz. Por lo tanto, las reacciones al maíz pueden surgir de manera inesperada.

Cafeína

El chocolate, el té, el café y las bebidas sin alcohol que contienen cafeína pueden provocar reacciones alérgicas.

Frutas

Los frutos cítricos y las manzanas pueden producir reacciones alérgicas.

Y mientras los alimentos pueden causar reacciones alérgicas, los aditivos que contienen constituyen un nuevo conjunto de alérgenos potenciales.

La prevención es lo primero, evite los aditivos en los alimentos

Algunos de los principales culpables en las alergias a alimentos son los conservantes y los aditivos que se encuentran en muchos de ellos. Una simple rebanada de pan puede contener harina de trigo refinada, una variedad de conservantes, sal con iodo añadido, vitaminas sintéticas, blanqueante de benzoil peróxido y otras sustancias químicas artificiales para mantener la masa blanda. Y una rebanada de pan puede tener un papel relativamente pequeño en la dieta diaria. Piense en todos los alimentos envasados y procesados que consume entre el desayuno y la hora de acostarse.

La siguiente es una lista de algunos de los aditivos que más suelen emplearse y de los alimentos en los que se encuentran más comúnmente.

Aspartamo

Es un edulcorante bajo en calorías que se utiliza para sustituir al azúcar en postres, refrescos, goma de mascar, pastillas de menta, caramelos y otros alimentos. El aspartamo puede provocar dolor de cabeza, urticaria e inflamación de labios, manos y párpados, aunque estas reacciones se consideran raras.

BHA y BHT

Son agentes que reciben el nombre de antioxidantes y previenen la absorción de oxígeno. Estos agentes se utilizan como conservantes en caramelos, galletas saladas, cereales y otros productos que los incluyen. Pueden producir dolor de cabeza y erupciones en personas que son alérgicas a ellos, e hiperquinesis en los niños.

Tintes y colorantes

Se utilizan en alimentos que van desde el pan, los helados, el jamón, el pescado ahumado, los cereales de desayuno, hasta las cerezas al marrasquino. Pueden causar urticaria, así como congestión bronquial.

Glutamato monosódico.

El glutamato monosódico suele encontrarse en productos alimenticios chinos y japoneses, y en otros alimentos asiáticos. Las reacciones al GMS incluyen dolor de cabeza, diarrea, sudoración, nausea, tensión en el pecho y una sensación de ardor a lo largo de la nuca. Es importante destacar que el GMS se utiliza como un realzador de sabor en una gran variedad de alimentos, entre ellos las comidas rápidas y algunas sopas y salsas enlatadas, y no sólo en las comidas asiáticas.

Nitratos y nitritos

Se emplean para conservar, realzar el sabor y dar color a los alimentos preparados. Estos agentes se encuentran por lo general en productos cárnicos, como los frankfurts, el jamón y las carnes en conserva, así como en las mezclas para sopas. Los nitratos y los nitritos pueden causar dolor de cabeza, náusea, vómitos, urticaria, cianosis y alteraciones de la presión sanguínea.

Parabenos

Como el benzoato metílico y sódico, se usan como conservantes. Los parabenos pueden hacer que la piel se inflame, escueza o pique, y enrojezca.

Sulfitos

Como el dióxido de azufre y el bisulfito sódico, se utilizan para conservar alimentos, y también en la desinfección de recipientes para bebidas fermentadas. Los sulfitos se encuentran en una variedad de alimentos enlatados, congelados y deshidratados, incluidos las frutas deshidratadas, las galletas saladas y las patatas fritas envasadas hechas con cereales procesados, los mariscos enlatados, los zumos de fruta, la sidra, el vino y la cerveza. Los sulfitos pueden provocar tensión en el pecho, diarrea, calambres abdominales, erupciones, mareo, debilidad y aceleración del pulso.

Es evidente que es imposible dejar de comer. Quizá tampoco pueda prescindir del todo de los alimentos preparados. Sin embargo, si experimenta algunos de los síntomas que se describieron en los párrafos precedentes, lea atentamente las etiquetas de los alimentos que ingiere. Y cuando comience a advertir una pauta, como reacciones a alimentos que contienen sulfitos, puede empezar a tratarse evitándolos. Lea las etiquetas de los alimentos preparados antes de ponerlos en el carro de la compra. Siempre que sea posible, sustitúyalos por alimentos naturales de cultivo orgánico, y por comidas caseras.

Pautas para una ingestión defensiva

Aunque estas alergias son impredecibles en términos de las clases de alimentos que las provocan, los tipos de síntomas que presentan y el momento en que se producen, sigue habiendo algunas pautas generalmente aceptadas cuyo seguimiento contribuye a mantenerlas al mínimo. Estas pautas son las siguientes:

1. Evite las hortalizas y legumbres enlatadas y congeladas. El revestimiento interior de las latas de metal, así como las bolsas de plástico que se utilizan para envasar las hortalizas y las legumbres congeladas, pueden provocar reacciones alérgicas. No siempre resulta posible, o asequible, comprar exclusivamente alimentos de cultivo orgánico. No obstante, las hortalizas y legumbres frescas son preferibles a las enlatadas y congeladas.
2. Compre la carne en la carnicería. El envase de la carne suele contener poliestireno y poliuretano. Estas sustancias son derivados petroquímicos. Evítelos en la medida de lo posible comprando la carne en una carnicería, donde la envuelven en papel.
3. Evite los alimentos procesados, que a menudo contienen sustancias químicas, además de grandes cantidades de azúcar y sal. Evite estas soluciones rápidas, y céntrese en alternativas sanas y fáciles de preparar.

4. Compre agua mineral. El agua del grifo suele contener cloro, además de pesticidas y otras sustancias químicas que pueden haberse filtrado en la red de agua corriente. El agua mineral se vende en envases adecuados a un precio razonable.
5. Tenga cuidado con los restaurantes. No siempre puede estar seguro respecto de los tipos de conservantes u otros aditivos contenidos en las comidas que sirven. Preste especial atención a las ensaladas de barra, donde las frutas y las hortalizas pueden llevar días, siendo tratadas con sustancias químicas para que parezcan frescas.
6. Siga una dieta variada. Elabore una lista completa de los grupos alimenticios básicos y, cada día, escoja alimentos diferentes de cada uno de ellos. Quizá descubra que ha adoptado la pauta de ingerir alimentos a los que es alérgico, una pauta que no se pone de manifiesto hasta que la rompe al introducir la variedad.

El descubrimiento de las alergias a alimentos

Nadie conoce mejor que usted sus alergias a las comidas, aunque quizá no sepa con seguridad cuáles son los alimentos específicos que le afectan. Antes de comenzar a tomar decisiones acerca de alternativas de tratamiento para sus alergias a alimentos es importante que tenga el mayor conocimiento posible de aquello a lo que es alérgico y del modo en que esas dolencias le afectan. Para comenzar a realizar su propio trabajo de detective, lo mejor es llevar un diario.

Coja una hoja de papel y haga una lista de todo lo que se lleva a la boca, desde el momento en que se levanta hasta que se va a la cama. Recuerde que en esa lista debería figurar todo lo que pasa por sus labios, así como la hora exacta del día en que ingiere cada alimento. Asimismo, siga la pista de los síntomas que pueda tener. Dolor de cabeza. Erupciones. Náusea. La aparición de cualquiera de estos síntomas debería hacerse constar en el diario, indicando también la hora exacta en que se produjeron. Como se dijo anteriormente en este capítulo, recuerde que algunos síntomas pueden tardar cierto tiempo en aparecer.

Lleve este diario durante un par de semanas y observe las pautas que emergen. ¿Las frutas parecen estar asociadas a la urticaria? ¿Sufre dolor de cabeza después de ingerir alimentos envasados? Igualmente, basándose en su diario, comience a analizar las siguientes cuestiones:

- ¿Dónde ingiere sus comidas? ¿En casa? ¿En el coche?
- ¿Sus hábitos alimenticios cambian durante los fines de semana?
- ¿«Pica» mucho entre comidas? ¿Y qué es lo que acostumbra «picar»?
- ¿Cuán do bebe café? ¿Gaseosas? ¿Té?
- ¿Cuáles son sus hábitos alimenticios en el trabajo?
- ¿Dónde come? ¿Al aire libre? ¿En un restaurante? ¿En su escritorio? ¿Come en un lugar tranquilo?
- ¿Cuándo bebe alcohol? ¿Durante el almuerzo? ¿Por la tarde? ¿Por la noche? ¿Bebe cócteles? ¿Cerveza? ¿Vino?
- ¿Por la noche ingiere comidas que se compran preparadas?
- ¿Come postre?
- ¿Toma algún tentempié después de haber cenado? ¿En qué consiste?
- ¿Algunas comidas le resultan demasiado pesadas? ¿Las come de todas maneras?
- ¿Toma vitaminas? ¿Cuáles?
- ¿Consume laxantes, descongestivos, aspirinas, antiácidos, pastillas de menta y goma de mascar?

Responda estas preguntas con cuidado y piense en ellas cada día de la semana. Una vez más, el objetivo es buscar pautas que podrían ser una clave para cualquier reacción alérgica que experimente. No olvide que los mismos alimentos pueden interactuar unos con otros. Y el alcohol y los medicamentos pueden complicar el cuadro.

Para ayudarse en este ejercicio, quizá quiera también consultar un libro sobre alimentos, que le brinde información detallada acerca de conservantes, reacciones alérgicas potenciales y otra in formación, como podría ser una tabla de calorías.

El hecho de conocer los alimentos a los que es alérgico, y los tipos de síntomas que le producen, le coloca en una posición más ventajosa a la hora de comenzar a tomar decisiones respecto de las alternativas de tratamiento.

Medicina natural y alergia a alimentos

La medicina natural trata la causa y los síntomas de las alergias a alimentos. Por ejemplo, un nutricionista puede ayudarle a eliminar de su dieta los alimentos que le producen alergia y a diseñar otra que satisfaga mejor sus necesidades. Una dieta macrobiótica puede ser una de sus opciones.

La naturopatía y la homeopatía pueden ofrecerle remedios para síntomas de alergia a alimentos, como pueden ser los problemas gastrointestinales. La reflexología y la visualización pueden ayudarle a lograr relajación y reducir el estrés que suele hacerle más susceptible a la alergia a alimentos.

Los alimentos específicos, o combinaciones de alimentos, que provocan reacciones alérgicas, las situaciones en las cuales se producen esas reacciones y los síntomas difieren de una persona a otra. Cuando lea información sobre alternativas de medicina natural para su alergia a alimentos, tenga presente su propia situación específica y la clase de alivio que busca. Algunas alternativas serán más provechosas que otras. Y si está bajo la atención de un médico, manténgale informado de sus decisiones a fin de no tomar ninguna que pueda interferir con el tratamiento que esté recibiendo.

Acupresión

La acupresión puede ofrecer alivio para los síntomas de alergias a alimentos incluidas la diarrea y la náusea. El tratamiento incluye lograr el equilibrio del aparato digestivo.

La acupresión puede ser un buen enfoque para utilizar en conjunción con tratamientos que aborden de manera más directa las alergias a alimentos, como el herbalismo, la nutrición y la medicina botánica.

A continuación se indican algunos ejemplos de tratamientos de acupresión que puede probar por su cuenta:

Diarrea

Los puntos de acupresión útiles para el alivio de la diarrea son St 36, Sp 6 y 9, y CV 6. Véanse los gráficos de las páginas finales.

Siéntese erguido en una silla. Llévese una mano a la espalda al nivel de la cintura, entre las vértebras lumbares segunda y tercera, y calcule un espacio equivalente al ancho de dos a cuatro dedos desde la columna. Use el dorso de las manos y frote esa zona durante al menos un minuto. Respire profunda y tranquilamente. Esta acción le relajará y estimulará la curación y el alivio de sus síntomas.

Hay otro modo de realizar este ejercicio, que es el siguiente: Acuéstese boca arriba, con las piernas flexionadas y los pies planos sobre el suelo. Levante lentamente la pelvis y coloque los puños debajo de la región lumbar. Sitúe los nudillos entre la columna vertebral y los músculos de la región lumbar. Relájese apoyando la región lumbar sobre los puños. Cierre los ojos y respire hondo con el estómago.

Digestión

La digestión mejora a través del Punto de las Tres Millas (St 36), que se localiza debajo de la rodilla. Este punto se encuentra cuatro dedos por debajo de la rótula, hacia el exterior de la tibia. Siéntese erguido en una silla y estire una pierna hacia afuera delante de usted.

Use el dedo índice para frotar con energía el punto de las Tres Millas (St 36). Use un movimiento ascendente y descendente. Sabrá que ha encontrado el punto correcto si el músculo debajo de ese punto se flexiona cuando lo frota. Continúe esta acción durante al menos un minuto, respirando hondo, y luego repítalo con la otra pierna.

Espasmos abdominales

Los espasmos abdominales pueden aliviarse a través del punto del Centro de Poder (CV 12), un punto de acupresión cercano al estómago. Tiéndase boca abajo y deslice la mano derecha debajo del estómago hasta localizar el punto entre la base del esternón y el ombligo.

Luego, coloque la palma de la mano izquierda entre el hueso púbico y el ombligo (sobre el punto CV 4-6). Vuelva la cabeza hacia un lado. Cierre los ojos y respire profunda y lentamente. El ejercicio debería tener un efecto inmediato, haciendo que sus síntomas remitan al cabo de unos minutos.

Acupuntura

El enfoque de la acupuntura para la alergias a alimentos consiste en determinar, y luego resolver, el desequilibrio energético subyacente que predispone a alguien a esas dolencias. Estos desequilibrios varían de una persona a otra. Un profesional de acupuntura cualificado puede hacer este diagnóstico y comenzar una serie de tratamientos.

Afirmaciones

El empleo de afirmaciones es un modo de enviar mensajes curativos positivos y relajación directamente al cuerpo, en especial a las zonas más afectadas por la alergia a alimentos. A continuación se incluyen algunas afirmaciones que pueden utilizarse para las alergias a alimentos:

- Estoy dándome permiso para disfrutar con la comida.
- Estoy relajado y seguro, y preparado para hacerme cargo de mi vida.
- Puedo digerir fácilmente mi comida. Confío en la vida y me libero de mis miedos.
- Estoy receptivo a la paz, al bienestar y a la alegría de vivir.

Cree afirmaciones que contrarresten los efectos de los alimentos a los que parece ser más alérgico o que se relacionan más directamente con sus síntomas de alergia a alimentos, como urticaria o diarrea.

Escriba las afirmaciones sobre una hoja de papel o en tarjetitas, y téngalas a mano como recordatorios de autodiscurso positivo. Quizá quiera también grabar sus afirmaciones en una cinta magnetofónica y luego escucharla mientras conduce o trabaja en casa. El mejor momento para decir afirmaciones es por la mañana, cuando la mente esta fresca, así como por la noche antes de acostarse.

Aromaterapia

La aromaterapia puede usarse en el tratamiento de los síntomas asociados a las alergias a alimentos, aunque no es una cura para estas afecciones y puede no ser necesariamente útil para prevenir los síntomas. Sin embargo, los aceites esenciales que se utilizan en aromaterapia pueden ser buenos para aliviar los calambres abdominales y de estómago. Y puesto que la aromaterapia estimula la relajación y las sensaciones de calma y bienestar, puede aplicarla para ayudarse a reducir el estrés que suele contribuir a empeorar los síntomas.

En el tratamiento de los síntomas de alergia a alimentos puede utilizar los aceites esenciales en una lámpara de aroma, en un baño o en compresas calientes. Como se dijo anteriormente nunca es una buena idea ingerir aceites de aromaterapia sin la orientación de un aromaterapeuta; además, debe contarse con la autorización del médico. El organismo puede ser especialmente sensible a los potenciales efectos tóxicos de los aceites. A continuación se indican algunos aceites esenciales que son útiles en el tratamiento de síntomas gastrointestinales:

Angélica

El aceite de la planta de angélica, que crece en Europa oriental, es útil para el desarrollo del vigor físico y mental. Cuando se emplean unas gotas en una lámpara de aroma pueden percibirse los efectos fortalecedores de la angélica y, a la vez, alivio para la náusea. Cuando se ingiere, la angélica estimula el aparato digestivo y favorece la digestión. Sin embargo, sólo debería ingerirse bajo la orientación de un profesional cualificado.

Manzanilla

Uno de los principales usos del aceite de manzanilla es para aliviar los síntomas de problemas estomacales e intestinales. Coloque unas gotas en una lámpara de aroma o en un baño caliente, y aspire su fragancia calmante y curativa. También puede obtener alivio para los espasmos agudos empapando una compresa en agua caliente a la que habrá añadido unas gotas de manzanil la. Asegúrese de que el agua esté caliente sin llegar a molestar; cuando la compresa se enfríe, vuelva a empaparla en el agua caliente y repita la aplicación.

Menta

El aceite de menta es útil para aliviar síntomas como calambres, náusea y vómitos. Use unas gotas de aceite de menta en una lámpara de aroma. El aceite de menta también puede ingerirse, aunque es importante que se diluya bien en agua. Una vez más, busque el consejo de un profesional antes de ingerirlo.

Medicina botánica

La medicina botánica tiene numerosas aplicaciones en el tratamiento de las alergias a alimentos. Las hierbas pueden utilizarse para renovar el aparato digestivo, mejorando así la capacidad para resistir las agresiones al organismo que pueden resultar de la exposición a un alimento que, en su caso, actúa como un alérgeno. También pueden utilizarse para tratar los síntomas de alergia a alimentos, desde náusea a diarrea. Además, sirven para favorecer la relajación y ayudan a ser menos sensible a los alimentos que se ingieren, con lo cual se reducen las probabilidades de reaccionar. Sin embargo, muchas de las hierbas que se utilizan en el tratamiento de las alergias se ingieren o se administran en forma de enemas o lavativas. Por lo tanto, deberían tomarse precauciones especiales.

De acuerdo con la teoría que se halla detrás de la medicina botánica, reaccionamos a los alimentos debido a las toxinas que se han acumulado en nuestros organismos. Las sustancias químicas y otros aditivos alimenticios, así como las toxinas a las que nos expone el aire contaminado que respiramos, han generado un ambiente interno hostil que se halla constantemente en un estado reactivo. Así, un alimento aparentemente inocuo puede desencadenar una reacción violenta. Y con frecuencia continuamos acumulando más toxinas al consumir excesivas cantidades de carne, azúcar refinada, alcohol y alimentos tratados con pesticidas y conservantes. Esto puede conducir a un ciclo de reacciones adversas que etiquetamos de alergia a alimentos.

En primer lugar, se administrarán hierbas para favorecer la eliminación de las toxinas del aparato digestivo. Este paso podría incluir hierbas que, como la pimienta de cayena y la menta, estimulan la sudoración; eméticas, como la ipecacuana, para inducir el vómito; y laxantes, como la raíz de ruibarbo y el sen. También se administrarán hierbas para purificar la sangre. El tratamiento para los síntomas asociados con la alergia a alimentos podría incluir hierbas carminativas como las de anís e hinojo para aliviar los gases, y antiácidas, como el olmo americano, para reducir la acidez estomacal. Las hierbas también son útiles para fortalecer y energizar a los órganos digestivos a fin de que los síntomas no sean tan serios y desaparezcan con mayor rapidez.

Las siguientes son algunas de las hierbas más utilizadas en el tratamiento de los problemas digestivos, incluidos los síntomas de alergias a alimentos, con sugerencias para emplearlas en casa. La mayoría de estas hierbas son relativamente fáciles de encontrar.

Anís

El anís es una hierba caliente, útil en el tratamiento del estómago, el hígado y los riñones. Es probable que tenga anís en el estante de las especies y que su sabor característico le resulte familiar. El anís calienta el aparato digestivo, en particular la zona abdominal, y alivia la nausea y los gases, reduce los dolores abdominales y estimula la digestión. El modo más fácil de administrar anís es en una taza de té caliente.

Pimienta de cayena

La pimienta de cayena es una hierba caliente conocida por su efecto estimulante sobre la digestión. Puede utilizarse en el tratamiento de los retortijones y de la diarrea, como un estimulante del apetito y para ayudar a disipar los gases. En pequeñas dosis también es útil para ayudar a curar las úlceras de estómago.

Menta

La menta es una hierba útil en el tratamiento de la indigestión, pues contribuye a aliviar los gases, el vómito y la náusea. Tiene un sabor agradable y su uso más generalizado es en forma de té. Puede preparar un té de menta usando el mismo método que se describió para hacer el té de anís. El té de menta también puede comprarse en una tienda de productos naturales, en hojas o en bolsitas. Beba unas tazas de té de menta y experimente su efecto calmante sobre el aparato digestivo.

Manzanilla

La manzanilla es útil para aliviar la tensión nerviosa, así como para calmar al aparato digestivo. Alivia los retortijones, el estómago re vuelto y los gases, y mejora el proceso digestivo. La manzanilla tiene también el beneficio adicional de suministrar calcio al organismo. Para preparar un té de manzanilla siga las instrucciones para el té de anís. También puede comprar té de manzanilla en una tienda de productos naturales o en cualquier tienda de comestibles.

Jengibre

El jengibre tiene efectos curativos y desintoxicantes sobre el aparato digestivo y, puesto que produce una energía reconfortante, también puede utilizarse en el tratamiento del estómago revuelto y de los problemas digestivos. Prepare un té con unos trozos de jengibre fresco, si lo tiene a mano, o con 25 gramos de raíz de jengibre deshidratada, en medio litro de agua. Beba una taza cada dos horas aproximada mente, hasta que desaparezcan los síntomas.

Si sus alergias a alimentos le producen dolor abdominal, puede aliviarlo con una compresa de jengibre siguiendo estas instrucciones:

1. Prepare un té de jengibre cargado.
2. Empape una toallita de baño en el té durante diez minutos.
3. Quite la toallita con unas tenacillas, estrújela bien y colóquela sobre su abdomen.
4. Cubra la toallita con una toalla seca y póngale encima una botella de agua caliente.
5. Deje la compresa sobre el abdomen durante media hora.

La compresa de jengibre tendrá un efecto de calentamiento y, por consiguiente, balsámico, sobre sus retortijones. Repita este tratamiento hasta que los síntomas desaparezcan.

Medicina botánica y adicción

La recuperación de una adicción es un proceso complejo, que implica factores físicos, sociales, psicológicos y espirituales. No existen curas rápidas. Y, en general, los remedios botánicos no abordan la cuestión del alcoholismo y otras adicciones. Sin embargo, las propiedades de las hierbas pueden ser útiles en el tratamiento de este estado, en conjunción con su programa de terapia tradicional. Aunque la adicción puede no ser un resultado de la presencia de toxinas en la sangre, sustancias como el alcohol ciertamente se suman a las toxinas y también perjudican al funcionamiento de los riñones, el hígado y otros órganos. Las hierbas pueden emplearse para ayudar a eliminar las toxinas de la sangre, así como para renovar y fortalecer a esos órganos. El alcohol afecta también a los aparatos circulatorio y digestivo, y al sistema nervioso; los remedios herbales pueden ayudar a recomponer a esos órganos y a restablecer la energía perdida. Las hierbas que tienen un efecto calmante y relajante pueden ayudar a reducir la necesidad de utilizar sustancias tranquilizantes al eliminar el estado de agitación mental que suele conducir a un comportamiento adictivo. Asimismo, la hierba escutelaria tiene una historia de uso en el trata miento del alcoholismo y de otras adicciones.

La medicina botánica que se utiliza en el tratamiento de la adicción puede ser provechosa solamente por sus propiedades reconstituyentes. A continuación se indican algunas de las hierbas que podrían resultar útiles en el tratamiento de la adicción y de los síntomas relacionados, y el modo en que puede utilizarlas en casa. Debería consultar a su médico antes de tomar un remedio nuevo.

Escutelaria

La escutelaria se clasifica como una hierba nervino, lo cual quiere decir que estimula la relajación y reduce la tensión nerviosa. La escutelaria contiene potasio, magnesio y calcio, y actúa directamente sobre el sistema nervioso central para producir sus efectos calmantes. Es útil durante el período en que se deja de ingerir la sustancia adictiva no sólo por sus efectos relajantes, sino porque tiene una propiedad de desintoxicación que ayuda a disminuir síntomas de abstinencia como los temblores.

Puede tomarse en un té que se prepara con una cucharada de tintura de escutelaria por taza de agua caliente, o 25 gramos de hierba deshidratada por medio litro de agua. Si utiliza hierbas deshidratadas, siga estas instrucciones:

1. Coloque la escutelaria en una tetera.
2. Hierva medio litro de agua en otro recipiente. Cuando

el agua comience a hervir, viértala sobre la hierba en la tetera.
3. Cubra la tetera y deje la hierba en infusión durante quince minutos.
4. Cuele la infusión.

Durante el período de abstinencia, beba una taza de té cada hora aproximadamente. Puede comprar tintura de escutelaria en una tienda de productos naturales o pedírsela a un profesional. Si usa la tintura durante el período de abstinencia, tome quince gotas cada dos horas.

Para uso general, bastan tres tazas de té de escutelaria por día para experimentar sus efectos calmantes.

El abandono de la adicción al alcohol es una situación seria y no debería realizar se sin estar bajo el cuidado de un médico o en un entorno vigilado. Los preparados herbales pueden contribuir a reducir los síntomas, pero no anulan la necesidad de atención médica.

Bardana

La hierba que se obtiene de la raíz y de las semillas de la planta de bardana purifica la sangre, y puesto que contiene hierro y otros minerales, también tiene un efecto fortalecedor. Asimismo, la bardana es útil para la desintoxicación del hígado y, como posee propiedades diuréticas, también estimula la eliminación de sustancias nocivas de los riñones. Puede tomar se en un té, que se prepara de la manera siguiente:

1. Coloque 25 gramos de bardana en una tetera que contenga medio litro de agua.
2. Lleve el líquido a ebullición y luego baje el fuego y deje en infusión durante una hora aproximad amente.
3. Cuele el té.

Beba el té de bardan a tres veces al día para experimentar los efectos desintoxicantes y renovadores.

Aplicación de la medicina botánica a la adicción

Como se describió en los párrafos precedentes, los tratamientos de la medicina botánica para la adicción se limitan a brindar alivio potencial de los síntomas de abstinencia al inducir la relajación y la paz mental, y desintoxicar y fortalecer al organismo. Los efectos reconstituyentes de las hierbas pueden ser invalorables; si desea experimentarlos puede utilizar remedios herbales por su cuenta. Un profesional de medicina botánica está en condiciones de ayudarle a usar combinaciones de hierbas con el objeto de optimizar los beneficios de este enfoque.

Sin embargo, es importante recordar que aunque una adicción como el alcoholismo puede tener una causa física y ser en realidad una alergia, su tratamiento es un proceso complejo. Los preparados herbales no pueden sustituir a apoyos emociona les como los grupos de doce pasos y la terapia. Y si está experimentando síntomas de abstinencia, también es importante que reciba tratamiento médico.

El trabajo con un profesional de medicina botánica

Un profesional de medicina botánica no le animará a que se limite a tratar los síntomas de alergia a alimentos; en cambio, le sugerirá introducir cambios en su dieta. Le interrogará acerca del tipo de comida que ingiere antes y después de experimentar síntomas de alergia. Tal vez le pida que lleve un diario durante unas semanas para que registre en él todo lo que come. Esta información se utilizar á como base para la preparación de los remedios herbales y la elaboración de la dieta.

Según los profesionales de medicina botánica, los alimentos actúan del mismo modo que las hierbas una vez que entran en el organismo.

Algunos alimentos, como las carnes, tienen una energía caliente. Otros, como las frutas, ejercen sobre el cuerpo un efecto neutral o refrescante. Si come demasiada carne, quizá haga que su cuerpo reaccione con síntomas asociados a la alergia a alimentos, como dolor abdominal y gases. Los alimentos también pueden añadir toxinas al organismo. Así, los síntomas pueden no ser tanto el resultado de la ingestión de un alimento específico como del exceso de ciertos tipos de alimentos. Al seguir una dieta equilibrada también se equilibran estas energías calientes y frías.

Con el tiempo, el profesional de medicina botánica le guiará hacia la adopción de una dieta que incluya alimentos de los grupos básicos, ricos en frutas y hortalizas, cereales y frutos secos, con inclusión de cierta cantidad de productos lácteos y cárnicos, de acuerdo con su estilo de vida. Es probable que, en primer lugar, tome medidas para contrarrestar cualquier desequilibrio del organismo. Por ejemplo, quizá le indique eliminar la carne de su dieta por un tiempo, hasta que el cuerpo tenga oportunidad de liberar se de las toxinas, así como de enfriarse de la energía caliente producida por ese alimento. También puede sugerirle beber después de las comidas ciertos preparados herbales, como el jengibre, para facilitar la digestión.

Sea cauteloso con las hierbas

Puesto que muchos de los remedios herbales para las alergias a alimentos se ingieren, hay que ser cauteloso al utilizarlos. Algunas hierbas pueden tener efectos secundarios tóxicos, en especial si se ingieren en grandes dosis, y es aconsejable mantener el uso interno al mínimo, con excepción de los tés herbales estándar, a menos que se haga bajo la orientación de un profesional. Recuerde que su aparato digestivo ya es sensible, y que los preparados herbales, si no se usan con cuidado, pueden generar más presión. También hay que ser cuidadoso con la utilización de hierbas laxantes, pues pueden resultar demasiado fuertes para el organismo.

Si ha decidido someterse a un régimen completo de medicina botánica, comuníqueselo a su médico a fin de tener la certeza de que no interferirá con las medicinas que pueda estar tomando. Asimismo, observe atentamente sus reacciones. Si los preparados le sientan mal, o si tiene reacciones alérgicas con mayor frecuencia, informe de esto a su profesional de medicina botánica para que pueda introducir los cambios pertinentes. Si los síntomas son anormales y/o serios, hable también con su médico.

Homeopatía

De acuerdo con la homeopatía, la alergia a alimentos es provocada por las toxinas que se han acumulado en el aparato digestivo y han generado un desequilibrio. El tratamiento se propone combatir síntomas como vómitos, náusea y diarrea con una medicina homeopática que los reproduce y ayuda al cuerpo a recuperar el equilibrio. Además, los remedios homeopáticos pueden resultar provechosos para crear un ambiente que propicie la curación.

Los remedios homeopáticos suelen ser una alternativa fiable a los medicamentos basados en sustancias químicas, que no sólo añaden toxinas al organismo, sino que enmascaran síntomas que volverán una vez que se hayan suprimido las medicinas, lo cual puede interferir con los procesos digestivo y curativo naturales. Muchos remedios de venta sin receta también contienen sustancias químicas que pueden contribuir a los desequilibrios del organismo y conducir a problemas adicionales.

Como con otras alergias, un médico homeopático a veces recomendará dejar que los síntomas de alergias a alimentos sigan su curso sin ninguna intervención específica. Por ejemplo, sus recomendaciones podrán ser evitar las comidas específicas que producen reacciones alérgicas, beber mucha agua para compensar la pérdida de líquidos como consecuencia de la diarrea y mantenerse abrigado y cómodo hasta que desaparezcan los síntomas. En muchas situaciones, no hará falta nada más que esto.

Si los vómitos son serios, es muy probable que las paredes del estómago se inflamen, tal vez como resultado de la alergia. La comida y los líquidos pueden irritarlas aún más. En primer lugar, durante doce horas ingiera la cantidad mínima de líquidos para permitir que los síntomas se atenúen. Luego comience a beber cantidades muy pequeñas de líquidos solos, como caldo vegetal, zumo de fruta o agua mineral sin gas. Evite los productos lácteos y animales. Al cabo de uno o dos días aumente en forma gradual la cantidad de líquidos y empiece a comer alimentos sólidos como tostadas y yogur. Las alergias a alimentos pueden producir dolor abdominal. Esto puede tratarse con descanso y con la ingestión de comidas poco abundantes, consistentes en líquidos y alimentos livianos.

Esto permitirá que los síntomas desaparezcan solos. El dolor abdominal también puede estar relacionado con una apendicitis más que con una alergia a alimentos, y cuando se produce sin estar acompañado de otros síntomas y continúa o empeora, se requiere atención médica inmediata.

Los síntomas como dolor abdominal, vómitos y diarrea pueden tratarse igualmente con medicinas homeopáticas. Algunas de las más usadas son las siguientes:

Arsenincum album

El arsénico es una de las medicinas homeopáticas más utilizadas para el tratamiento de dolencias del aparato gastrointestinal, con síntomas que incluyen vómitos, diarrea, y dolor estomacal a intestinal. Otros síntomas que indican la necesidad de arsénico son miedo, cansancio y desasosiego, así como sed excesiva y escalofríos. Estos síntomas empeoran por la noche y todo lo que se come o se bebe se vomita de inmediato. Se sufren ardor y retortijones en el estómago o en el abdomen. Puede haber fiebre, pero también una sensación de frío.

Ipecacuana

La ipecacuana es una medicina homeopática útil si el síntoma principal es la náusea, con o sin diarrea o vómito. La ipecacuana es utilizada por personas con menos probabilidad de enfermar seriamente que aquéllas que necesitan arsénico. La náusea continúa, aún después de vomitar, y empeora ante el simple olor de la comida. Puede estar acompañada de algo de diarrea y gases.

Coloquíntida

La coloquíntida, que es una especie de pepino amargo, es indicada si el síntoma principal lo constituyen retortijones abdominales, que empeoran al comer o beber. Este tipo de retortijones pueden aliviarse mediante una suave presión sobre el abdomen y con la aplicación de calor. Si el dolor llega a ser intenso, pueden producirse vómitos. También puede haber sensación de irritabilidad.

La belladona también puede resultar útil en la etapa inicial del problema gastrointestinal, si los síntomas han aparecido de repente.

En general, estas medicinas deberían darse una vez por hora en los casos agudos hasta que los síntomas comiencen a remitir. Si los síntomas son menos serios, deberían administrarse cada doce horas. Cuando utilice una medicina homeopática para probables síntomas de alergia a alimentos, debería notar mejoría con bastante rapidez. Si no es así, cambie por otra medicina homeopática. Consulte siempre al médico antes de tomar cualquier remedio nuevo. Y una vez más, si los síntomas llegan a ser graves, busque asistencia médica.

Meditación

Como se dijo anteriormente, los síntomas de alergia a alimentos pueden empeorar debido al estrés y, por otra parte, aliviarse con relajación. La meditación contribuye a aliviar al estrés al generar una sensación de relajación y de paz interior.

El mejor enfoque para la meditación es aprender una técnica y luego practicarla diariamente, aunque sólo sea unos minutos al día, en general por la mañana. El resultado de esta práctica es una sensación de calma, que le acompañará el resto del día. Además, con práctica será capaz de utilizar la técnica de meditación para que le ayude a serenarse cuando de repente se encuentre en una situación estresante, en especial aquellas en las que podría ser más susceptible a los alérgenos relacionados con los alimentos.

Naturopatía

Los naturópatas consideran a la alergia a los alimentos como el resultado de una gran variedad de causas. La herencia es un factor que interviene. También lo es el sistema inmunológico, cuando algunos alimentos estimulan la producción de histaminas que, a su vez, pueden conducir a síntomas de alergias a alimentos. La permeabilidad del intestino también es un factor que interviene en la alergia a los alimentos, pues permite que las proteínas digeridas parcialmente atraviesen la pared intestinal y sean absorbidas por el corriente sanguíneo, lo cual conduce a la respuesta alérgica. Otro factor es un índice de acidez estomacal bajo, que también hará que los alimentos sin digerir entren en el torrente sanguíneo.

Los naturópatas tratan a la alergia a alimentos fundamentalmente por medio de dietas de eliminación. Este proceso comienza con un régimen que podría consistir en cordero, patatas, plátanos, arroz, y hortalizas como el brécol y el repollo. No es probable que estos alimentos produzcan reacciones alérgicas; en cambio, aportarán sustancias nutritivas mientras las toxinas causadas por otros son gradualmente eliminadas del organismo. En general, debería seguir esta dieta durante una semana o más; a partir de entonces pueden introducirse otros alimentos, uno nuevo cada uno o dos días. Si se producen otros síntomas alérgicos, puede suprimirse el nuevo alimento. Este método requiere llevar un registro minucioso, pero es un modo excelente de elaborar una dieta que funcione en su caso. La dieta de eliminación funciona particularmente bien con determinadas alergias a alimentos, porque el tiempo que transcurre entre la ingestión y la consiguiente reacción alérgica puede ser relativa mente corto. Por lo tanto, descubrir a qué alimentos es alérgico puede ser un proceso relativamente simple.

Los naturópatas también recomiendan la dieta diversificada rotatoria para las alergias a alimentos. Esta dieta ayuda a mantener los síntomas al mínimo al reducir la exposición a las alergias conocidas, y contribuye también a prevenir las nuevas. Los naturópatas consideran que si los alimentos tolerados se ingieren con regularidad, no se inducirán nuevas alergias. En la dieta diversificada rotatoria los alimentos tolerados se ingieren a intervalos específicos, cada cuatro a siete días. Con esta rutina firmemente establecida, pueden introducirse en forma gradual los alimentos que se sabe provocan síntomas alérgicos. De este modo es posible volver a disfrutar de alimentos prohibidos hasta entonces.

Debido a la posibilidad de reacciones provocadas por la ingestión de alimentos de la misma familia, esta dieta requiere cierta rotación de los grupos alimenticios. Esto puede resultar un poco complicado hasta llegar a desarrollar una pauta. Los naturópatas que no se especializan en nutrición pueden solicitar la intervención de otro profesional para que les ayude a elaborar una dieta.

La alergia a alimentos suele asociar se a una disfunción del sistema inmunológico. Los naturópatas suelen prescribir complementos nutricionales, como el selenio, el zinc y el complejo B, que fortalecen al sistema inmunológico.

Como con otras alergias, el tratamiento naturopático para la alergia a los alimentos es holístico. Las recomendaciones dietéticas se complementarán con técnicas para reducir el estrés incluida la meditación, así como la terapia de apoyo, el ejercicio y posiblemente algún tipo de trabajo corporal, con el objetivo de aliviar los síntomas, y de ayudar a desarrollar una actitud y un estilo de vida más positivos. Si está bajo atención médica, hable con el facultativo antes de hacer algún cambio importante en su dieta. Quizá ya haya sido sometido a pruebas para detectar reacciones alérgicas a algunos de los alimentos que podría eliminar o introducir en la dieta recomendada por el naturópata. Asimismo, si sufre de diabetes o de bajo nivel de azúcar en la sangre, hable con su médico acerca de cualquier cambio en su dieta.

Nutrición

Casi todos los alimentos que se ingieren pueden provocar una reacción alérgica, aunque algunos, como los frutos secos, los cítricos, los mariscos y los productos lácteos, tienen mayores probabilidades de actuar como activadores de la alergia. Muchos enfoques naturales para tratar la alergia a alimentos se basan en el alivio de síntomas como náusea, diarrea y vómito. El campo de la nutrición tiene una respuesta decepcionantemente simple para el problema de la alergia a los alimentos: ir directamente a la causa y luego tratar el problema a través de la evitación.

Si sabe a qué alimentos es alérgico, un nutricionista puede ayudarle a establecer una dieta que los evite, suprimiendo también a los componentes de la misma familia alimenticia que puedan activar reacciones. Si no sabe con seguridad cuáles son los alimentos que le hacen mal, su nutricionista también puede elaborar una dieta de eliminación para que le ayude a descubrir sus alergias y qué es lo más conveniente de acuerdo con su estilo de vida y sus preferencias alimenticias. Busque un nutricionista con experiencia en el tratamiento de alergias a alimentos y muéstrese dispuesto a trabajar con él, aun cuando ello signifique pesar y registrar los alimentos que ingiere, y tomar nota también de los síntomas que experimente. Aunque tenga que evitar alimentos que le gustan, como los helados, el hecho de ver se libre de los síntomas de alergia debería compensar con creces la pérdida. La alergia a algunos alimentos, como los mariscos, puede resultar mortal. No sólo es imperativo evitarlos por completo, sino también contar con asistencia médica. Informe a su médico de sus alergias a alimentos y asegúrese de disponer de la medicación que pueda necesitar, y hable con el facultativo y el nutricionista para asegurarse de que los tratamientos no sigan caminos divergentes.

Psicoterapia

¿Sus alergias a los alimentos son psicosomáticas? ¿La ira no resuelta ha hecho que se vuelva alérgico al trigo, por ejemplo? Probablemente no. Sin embargo, hay una fuerte conexión entre las emociones y lo que se siente por la comida. El estrés, la ira, la depresión, etc., pueden afectar a cómo y qué se come. La adicción también puede ser un factor que intervenga en las pautas alimenticias. Es probable que recuerde las comidas familiares en su infancia, cuando se sentía bien comiendo o, por el contrario, estaba tan a disgusto que no podía terminar la comida. Y es probable que pueda recordar que se sentía mal después de haber comido ciertos alimentos; y quizá recuerde la atención que recibía, o no recibía, como consecuencia de esos síntomas.

La psicoterapia puede ayudarle a analizar la conexión entre sus emociones y conflictos no resueltos, y el modo en que puedan estar afectando a sus alergias a los alimentos. Aun cuando no exista una relación directa causa-y-efecto, sus emociones pueden hacerle todavía más susceptible a las alergias a alimentos. Con un psicoterapeuta puede explorar las experiencias que tuvo de niño, y las situaciones que está enfrentando ahora de adulto, y comenzar a establecer las conexiones, si existen, con su alergia a determinados alimentos. Puede aprender a enfrentarse mejor al miedo y a la ira, y evitar, por ejemplo, las molestias de estómago o irritaciones del colon que pueden ser exacerbadas por ingerir los alimentos que las provocan.

La psicoterapia puede ser un proceso a largo plazo. Aunque pueda experimentar algún alivio después de unas sesiones simplemente porque pasa cierto tiempo con una persona que le escucha y se ocupa de usted, conocerse mejor y aprender métodos más efectivos para salir delante lleva tiempo. Trate de encontrar un terapeuta que haya trabajado con personas con trastornos alimenticios, o cuyas emociones suelen provocarles síntomas físicos. Y asegúrese de que sea alguien en quien confía y en cuya compañía se siente cómodo.

Reflexología

Como con otras ramas de la medicina china, la reflexología trata a la alergia a los alimentos eliminando del aparato digestivo la acumulación de toxinas que se han traducido en un bloqueo de energía, que deja a los principales órganos digestivos fuera de equilibrio con el resto del cuerpo. Debido a estos desequilibrios el aparato digestivo es demasiado sensible y reacciona ante ciertos alimentos como si fuesen alérgenos, lo cual provoca problemas gastrointestinales, erupciones y otros síntomas. Aunque la herencia y otros factores pueden estar igualmente relacionados con la alergia a alimentos, la reflexología procura restablecer el flujo de energía a lo largo de los meridianos del cuerpo, y desintoxicar y renovar los órganos, además de brindar relajación. Como consecuencia de ello, los síntomas pueden darse con menor frecuencia y ser menos serios.

Si acude a un reflexólogo en busca de ayuda para sus alergias a alimentos, el tratamiento se centrará en equilibrar todos los aparatos y sistemas del organismo. El reflexólogo masajeará todos sus puntos reflejos, no sólo los que corresponden a los órganos implicados en la digestión. Las zonas reflejas más sensibles señalan a los órganos fuera de equilibrio, y esas zonas recibirán atención adicional. También le animará a seguir una dieta equilibrada y a eliminar de su vida tanto estrés como sea posible, pues el exceso de conservantes y de tensión también contribuye a la aparición de problemas digestivos.

Los ejemplos siguientes ilustran el modo en que un reflexólogo podría tratar su estómago y sus intestinos. Quizá quiera también probar estas técnicas por su cuenta, o con una pareja.

El estómago

Las técnicas de reflexología centradas en el estómago le ayudan a trabajar con más eficacia al mantener sanas las membranas mucosas que lo revisten por dentro. A su vez, es menos probable que el estómago tenga una disposición reactiva cuando se introduzcan los diferentes alimentos. Además, si el estómago trabaja sin problemas, la recuperación de una reacción alérgica será más rápida y completa.

Los puntos reflejos para el estómago se localizan en las manos y en los pies, aunque debido a que el estómago está un poco descentrado, pues se desvía hacia el lado derecho del cuerpo, sus zonas reflejas son más grandes en la mano y en el pie izquierdos. La zona refleja del estómago sobre la mano izquierda se localiza en la palma, en las carnosidades debajo de los dedos anular, medio e índice. En la palma derecha es una zona más pequeña, justo debajo del dedo índice. La zona refleja del estómago sobre el pie izquierdo se halla en la planta, casi a mitad de camino entre los dedos y el talón. Se extiende desde el dedo gordo hasta el cuarto dedo. Se encuentra en la misma posición en el pie derecho, pero se localiza sólo debajo del dedo gordo.

Cuando trabaje la zona refleja del estómago sobre la mano izquierda, utilice el pulgar para masajearla con un movimiento circular. Comience debajo del dedo anular y desplácese hacia el índice, presionando levemente al principio, y ejerciendo una presión un poco más fuerte cada vez, durante un total de siete repeticiones. Repita los mismos movimientos sobre la mano derecha, pero sólo debajo del dedo índice.

Cuando masajee el pie izquierdo, utilice la misma técnica de masaje circular que usó en la mano izquierda, comenzando debajo del dedo gordo y desplazándose hacia el cuarto dedo. Repita siete veces este movimiento de masaje hacia afuera, aumentando ligeramente la presión cada vez. Realice también este masaje sobre el pie derecho, pero sólo en la zona debajo del dedo gordo.

Cuando pruebe estos ejercicios, no olvide regular la respiración. Aspire cuando presione con el pulgar, y espire cuando libere la presión.

Los intestinos

Cuando los intestinos están sanos, se hallan en condiciones de cumplir con su papel en el procesamiento de los alimentos y en la eliminación del cuerpo del material de desecho. Cuando los intestinos están fuera de equilibrio con el resto del cuerpo, las toxinas pueden acumularse y estancarse. Los síntomas de alergias a algunos alimentos pueden ser más serios. La utilización de técnicas de reflexología para los intestinos puede ayudar a curarlos de la diarrea y de las molestias que suele provocar la alergia a alimentos, y contribuir a desintoxicarlos de la acumulación de aditivos alimenticios que pueden estar participando en los síntomas.

Las zonas reflejas del intestino sobre las manos comienzan en el centro de la palma y ocupan el tercio inferior de ésta en una zona con la forma de un cuadrado. En los pies, la zona refleja de los intestinos se localiza en la planta y comienza en la parte superior del talón, extendiéndose hasta debajo del centro del pie, también en una zona que tiene aproximadamente la forma de un cuadrado.

Para masajear la zona refleja de los intestinos en las manos, utilice los dedos índice, medio y anular y presione con fuerza, empleando un movimiento circular, desde el centro y hacia afuera. Repita esta acción siete veces, aumentando un poco más la presión en cada ocasión.

Para masajear los pies, utilice el pulgar sobre la zona refleja del intestino, empleando el mismo movimiento circular que utilizó en las manos. Comience en el centro de la zona refleja y desplácese gradualmente hacia afuera hasta que haya masajeado toda la zona. Repita este masaje siete veces. Como antes, comience con un tacto suave, y luego presione con más fuerza poco a poco.

Masajee suavemente la zona refleja del intestino, en las manos y en los pies. Si experimenta alguna sensibilidad o dolor en esa zona, ello es un signo de que tiene algún problema en el tracto intestinal. Esto puede tener relación con la alergia a los alimentos. Continúe masajeando las zonas reflejas del intestino para acabar con el bloqueo que ocasiona el problema.

El trabajo con la reflexología

La reflexología no le curará de las alergias a los alimentos, pero puede resultar útil para revitalizar los órganos que, como resultado de sus síntomas, se han quedado sin energía. Por ejemplo, la diarrea o los retortijones pueden dejar al tracto intestinal fuera de sincronización con el resto del cuerpo, y la reflexología puede contribuir a reequilibrar esta zona.

La reflexología es un proceso gradual. Aunque puede sentirse relajado después de la primera sesión con un reflexólogo, dé tiempo al proceso para recuperar la energía que se han llevado años de ingestión de aditivos alimenticios y otras toxinas.

Reflexología y adicción

El comportamiento adictivo es un modo de recompensar se con acciones que le llevan a hacer se daño. Además, la conducta adictiva alivia el estrés, al menos por un tiempo. La reflexología también hace estas dos cosas. Es un modo autoafirmador de hacer que se sienta bien sin dañar su cuerpo y su mente. Y es una manera estupenda de reducir el estrés, serenando su mente y estabilizando sus nervios a fin de que pueda hacer frente a su vida cotidiana.

Con independencia de que su adicción implique a la comida o al alcohol, una visita regular a un reflexólogo una o dos veces por semana puede ofrecerle una pausa para dedicarse a satisfacer sus necesidades y volver a estar centrado, al margen de las distracciones de la vida cotidiana. Uno de los aspectos salutíferos de la reflexología es que implica a dos personas en una situación en la que el profesional comunica comprensión e interés sin palabras. Esta comunicación puede realzar la sensación de autoestima y es por amor a nosotros mismos que rompemos las pautas de comportamiento adictivo.

Además de utilizar la reflexología para ayudar a sentirse relajado y centrado, también puede resultarle útil en el tratamiento de órganos específicos del cuerpo afectados por la adicción. Incluso su adicción puede haberle causado algún daño físico. El tratamiento del páncreas con reflexología ayuda a mantener regulado el nivel de azúcar en la sangre, lo cual, a su vez, disminuye el deseo de azúcar y alcohol. El tratamiento del hígado y de los intestinos activa el proceso de eliminación de las toxinas acumuladas en el organismo. El masaje de las zonas reflejas asociadas con las suprarrenales puede hacer que los estados de ánimo sean más equilibrados. El tratamiento de la tiroides equilibra el metabolismo.

El reflexólogo hablará con usted de su adicción, e iniciará un curso de acción para mejorar la relajación y restablecer el equilibrio. Es una buena idea comprometerse a una rutina regular de sesiones de reflexología para ayudarse a mantenerse emocionalmente centrado. Recuerde que el comportamiento adictivo se desarrolla con el curso de los años y superarlo también supone un proceso que lleva su tiempo. Quizá quiera aprender una rutina de reflexología que pueda practicar con una persona amiga, tal vez masajeándose mutuamente. Esto puede profundizar la relación y ayudar a ambos a asumir un compromiso con la buena salud.

Shiatsu

Los síntomas de alergia a los alimentos pueden ser una reacción a un desequilibrio, como un exceso de toxinas, en algún órgano del cuerpo.

Por consiguiente, sus síntomas son exclusivamente suyos. Un profesional de shiatsu cualificado tomará una decisión respecto de la naturaleza y del origen de sus alergias a alimentos. El tratamiento de shiatsu se centrará en la corrección de esos desequilibrios, en una situación en la que el profesional utiliza técnicas que se proponen corregir su estado y restablecer la energía y el equilibrio en todo su cuerpo.

El masaje de shiatsu también puede aplicarse en el tratamiento de los síntomas de alergia a alimentos, incluidos el dolor abdominal y la diarrea. Puesto que estos síntomas tienden a producir deshidratación y a impedir la asimilación de nutrientes, el cuerpo puede debilitarse. Para prevenir este debilitamiento, el tratamiento de shiatsu se propone estimular la digestión y regular el funcionamiento de los intestinos.

Como consecuencia de ello, se produce una eliminación más rápida de cualquier comida o toxina presente en el aparato digestivo a la que el cuerpo reaccione. El tratamiento de shiatsu para los síntomas de alergia a los alimentos se centra en la región lumbar, donde se controla al sistema nervioso autónomo, así como en los omóplatos, donde se localiza el meridiano del intestino delgado.

Los siguientes son ejemplos del modo en que se utiliza el shiatsu en el tratamiento de los síntomas de alergia. Quizá quiera probar estas técnicas con una pareja.

El alivio de la diarrea y del dolor abdominal

Una técnica de shiatsu para aliviar la diarrea y el dolor abdominal comienza con la persona receptora tendida boca abajo. La otra persona le masajea suavemente la nuca, justo debajo del cráneo, luego pasa a los puntos de la parte superior de los hombros, a ambos lados de la columna, y en la base de ésta.

Desde allí, se aplica la presión del pulgar a cada lado de las nalgas, en los puntos a lo largo de la pierna, en la articulación del tobillo, y en un punto en la base del dedo gordo de cada pie. Todo esto se hace con suavidad, aunque en los puntos de las piernas y del tobillo se aplica más presión. Después de esto, la persona receptora se gira y recibe una suave presión de la mano sobre la zona abdominal.

El resultado de este ejercicio debería ser un alivio, al menos moderado, de las molestias que acompañan a la diarrea y a los problemas abdominales.

Estimulación de la digestión y alivio de la ansiedad

Los omóplatos son atravesados por el meridiano del intestino delgado, que está asociado a la digestión. Para este tratamiento, la persona receptora se tiende boca abajo.

En primer lugar, hay que proceder a masajear el borde de los músculos a lo largo de la parte superior de los hombros. Esta zona suele soportar una tensión excesiva. El mejor modo de masajear esta zona es con los pulgares, trabajando un omóplato a la vez, mientras el masajista está sentado y frente a la coronilla de la cabeza de la persona receptora. Ponga una mano sobre el omóplato y el pulgar de la otra mano a lo largo de la parte superior de un hombro. Inclínese hacia adelante y presione hacia afuera desde el cuello hasta el hueco de la articulación del hombro.

Desde aquí, trabaje hacia abajo sobre los omóplatos. Coloque una mano encima del hombro de la persona receptora y apoye el codo del otro brazo en la hendidura al otro lado de la columna. Trabaje hacia abajo toda la zona entre los omóplatos y luego cambie de mano para trabajar sobre el otro lado de la columna.

Asimismo, trate de presionar con los pies sobre los hombros. Siéntese apartado de la cabeza de la persona receptora y llévese las manos a la espalda. Ponga los pies sobre la parte superior de los hombros de la persona receptora y presione ligeramente. Como se dijo anteriormente, estos tratamientos pueden ser útiles para aliviar síntomas específicos.

No obstante, para el alivio de las alergias a alimentos, es mejor programar una consulta a un profesional de shiatsu que pueda determinar en qué lugar de su cuerpo están los desequilibrios que quizá las provoquen. Una vez que se determinen estos desequilibrios, visitará al profesional en sesiones regularmente programadas en las que éste le aplicará las técnicas del shiatsu para estimular la curación.

Antes de someterse a las técnicas del shiatsu, hable con su médico. Aunque esté seguro de las causas de sus alergias a alimentos, es importante que su médico apoye este método de tratamiento. Puede ser una buena idea hacerse un chequeo médico primero, en especial si ha estado experimentando algún síntoma nuevo, para asegurar se de que no tiene ninguna otra dolencia.

Por ejemplo, el shiatsu no se recomienda si tiene apendicitis, peritonitis, pancreatitis, úlceras, enfermedades contagiosas o problemas intestinales. Una vez que obtenga la aprobación de su médico, visite a un profesional de shiatsu y pruebe su técnica.

Los profesionales de shiatsu también pueden hacer recomendaciones dietéticas para ayudarle a evitar síntomas, entre ellas reducir el consumo de carne y de productos lácteos, y comer más cereales integrales, frutas y hortalizas. El shiatsu también es compatible con la acupuntura y la medicina herbal.

Grupos de doce pasos

Los grupos de doce pasos tienen sus raíces en Alcohólicos Anónimos, que se organizó en torno a los doce pasos que se requieren para estar sobrio, comenzando por el reconocimiento de una adicción incontrolable. Los defensores de Alcohólicos Anónimos creen que el alcoholismo es el resultado de una alergia al alcohol, un estado fisiológico que sólo puede tratarse mediante la evitación.

Este concepto se ha adoptado recientemente para emplearlo en el tratamiento de algunos otros problemas, como la obesidad, las relaciones conflictivas y la adicción a otras drogas.

Los grupos de doce pasos son útiles de diversas maneras. Ayudan a conocer mejor la adicción, las situaciones que le hacen volverse autodestructivo y los comportamientos alternativos que tiene a su alcance. Le ofrecen un grupo de apoyo integrado por personas que entienden sus problemas porque tienen los mismos que usted. Los grupos de doce pasos también le ayudan a conocer su aspecto espiritual en el momento en que determina cuál es su poder supremo y aprende a confiar en él cuando se enfrenta a la vida.

Si considera que su alergia a alimentos, y puede incluir al alcoholismo entre las alergias, hace que se comporte de una manera autodestructiva, quizá quiera unirse a un grupo de Alcohólicos Anónimos o de Gordos Anónimos. Estos grupos son gratuitos y se reúnen con cierta frecuencia, incluso por la noche, en la mayoría de las regiones del país. Busque el nombre de la organización en la guía telefónica y llame para concertar una entrevista, o póngase en contacto con el servicio de salud mental de la zona en que vive.

Visualización

Uno de los mejores modos de tratar los síntomas de alergia a los alimentos es con relajación, y la visualización puede ser útil para facilitarla manteniéndole centrado en imágenes curativas.

Comience su visualización relajándose conscientemente, diciendo a cada parte de su cuerpo, desde la cabeza a los pies, que es hora de relajarse. Aspire y espire con un ritmo sereno y sin prisa. Las técnicas de meditación pueden ayudar a hacerlo.

Cuando empiece a sentirse relajado, comience a introducir imágenes en su conciencia.

Cree una imagen de su aparato gastrointestinal. Imagine a sus intestinos enrollándose, rosados y vibrantes, con calma y libres de estrés. Imagine que cualquier toxina presente en su organismo es empujada a lo largo de los intestinos hasta ser expulsada. Imagínese libre de dolor y de angustia.

Cuando haga visualizaciones para los síntomas de alergia a alimentos, céntrese en imágenes de paz y calma. Imagine colores curativos. O animales salvajes que poco a poco se vuelven mansos y dóciles. Piense en apacibles escenas de playa, o imagínese sentado en un claro en medio del bosque.

Aprenda a relajarse, y luego comience a imaginar situaciones de su pasado en las que se sintió seguro y feliz. Una vez que aprenda a relajarse y a generar visualizaciones positivas, puede comenzar a dirigirlas hacia situaciones nuevas que quiere creer en su vida.

Yoga

El yoga es un medio excelente para relajar todo el cuerpo. El hatha yoga, una de las formas más populares del yoga, enfatiza la importancia de la conciencia del cuerpo y de la mente, y enseña varias técnicas de respiración y relajación para lograr esa conciencia.

Las técnicas del hatha yoga incluyen una respiración honda, que ensanche los pulmones. Los efectos del yoga son inmediatos y acumulativos: unos minutos de posiciones de yoga y respiración pueden brindarle relajación inmediata, así como una sensación de bienestar que puede acompañarle todo el día.

Glosario

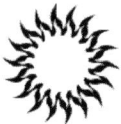

Ácaro: Un insecto microscópico que vive en la piel de las personas y en la piel y en las plumas de los animales, y se acumula en lugares como colchones, tapizados y alfombras. Los ácaros son también un componente del polvo doméstico.

Adrenalina: Hormona que secretan las glándulas suprarrenales en los momentos de estrés. También recibe el nombre de epinefrina.

Alergénico: Término que se utiliza para describir toda sustancia que provoca una reacción alérgica.

Alérgeno: Toda sustancia que provoca una reacción alérgica.

Alergia: Una respuesta del sistema inmunológico, que provoca una sensibilidad excesiva a sustancias específicas a las cuales ha sido expuesta una persona. Una alergia produce síntomas como estornudos, fatiga, erupciones cutáneas, inflamación, diarrea, y muchas otras dolencias comunes y menos comunes.

Anticuerpos: Proteínas producidas por el sistema inmunológico en respuesta a proteínas extrañas, incluidos los alérgenos.

Antígeno: Una sustancia extraña que puede causar una reacción alérgica, pero sólo resulta perjudicial a algunas personas.

Antihistamina: Un medicamento que detiene las reacciones alérgicas contrarrestando los efectos de la histamina.

Asma: Afección que se produce cuando los conductos bronquiales son obstruidos debido a una dilatación de las membranas mucosas, produciendo síntomas que incluyen tos, fatiga e insuficiencia respiratoria.

Caspa: Escamas microscópicas del pelo, de las plumas o de la piel de un animal, que puede provocar reacciones alérgicas en las personas.

Contaminante atmosférico: Sustancia transportada por el aire que unta el tracto respiratorio.

Dermatitis de contacto: Una erupción cutánea provocada por entrar en contacto con ciertos alérgenos.

Eczema: Una erupción cutánea seca, escamosa y con picor, causada por las alergias.

Fiebre del heno: Una reacción alérgica estacional (primavera y verano), en general causada por el polen, con síntomas como estornudo y picor, ojos llorosos y goteo nasal.

Histamina: Una sustancia química contenida en determinadas células del cuerpo que, cuando es producida en exceso debido a la alergia, provoca los síntomas de una reacción alérgica. Los síntomas causados por las histaminas incluyen goteo nasal, constricción bronquial, y manchas cutáneas o verdugones.

Inhalante: Partículas microscópicas transportadas por el aire que, cuando se respiran, pueden provocar una reacción alérgica.

Moho: Un hongo que produce esporas microscópicas que, cuando se inhalan, pueden provocar una reacción alérgica.

Polen: Las esporas microscópicas de hierbas, flores y árboles que, cuando se inhalan, pueden provocar una reacción alérgica.

Reacción alérgica: Una respuesta a un alérgeno.

Rinitis: Inflamación de la membrana que recubre interiormente las fosas nasales.

Shock anafiláctico: Una reacción alérgica seria, que afecta a todo el cuerpo, con síntomas que incluyen dificultad extrema para respirar. La anafilaxis puede provocar la muerte.

Urticaria: Verdugones rojos sobre la piel, que producen picor y son provocados por una alergia.

Vacuna para la alergia: Inyección que se da como parte del tratamiento de desensibilización para la alergia. La inyección incluye una cantidad pequeña de alérgenos específicos a los que es alérgica la persona sometida a tratamiento, con el objetivo de «rendir» a la alergia con el tiempo.

Puntos de acupresión

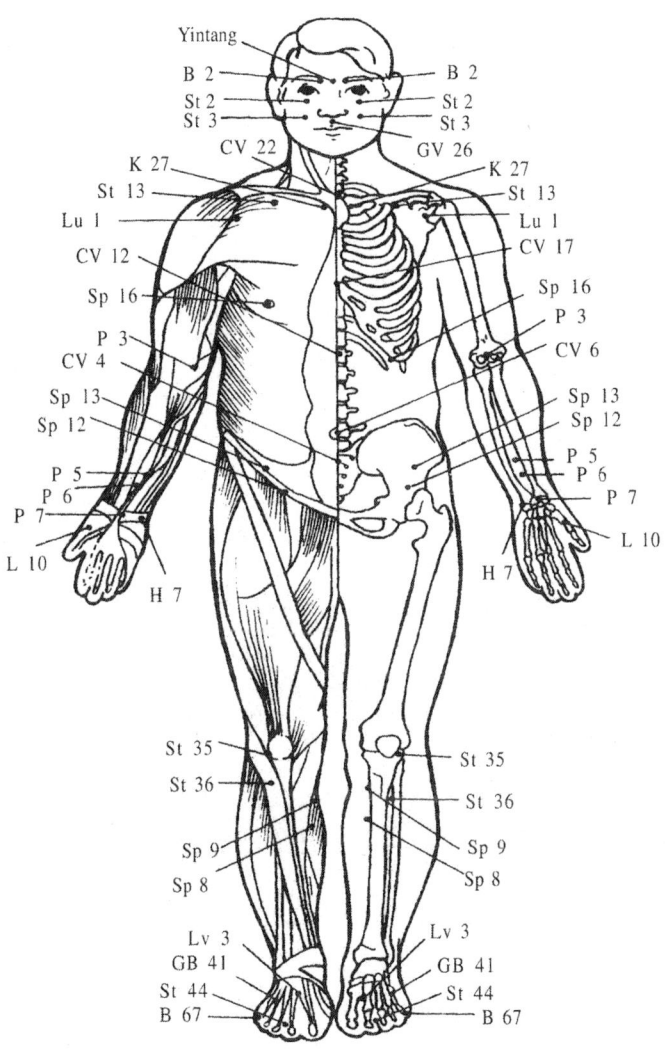

Vista frontal

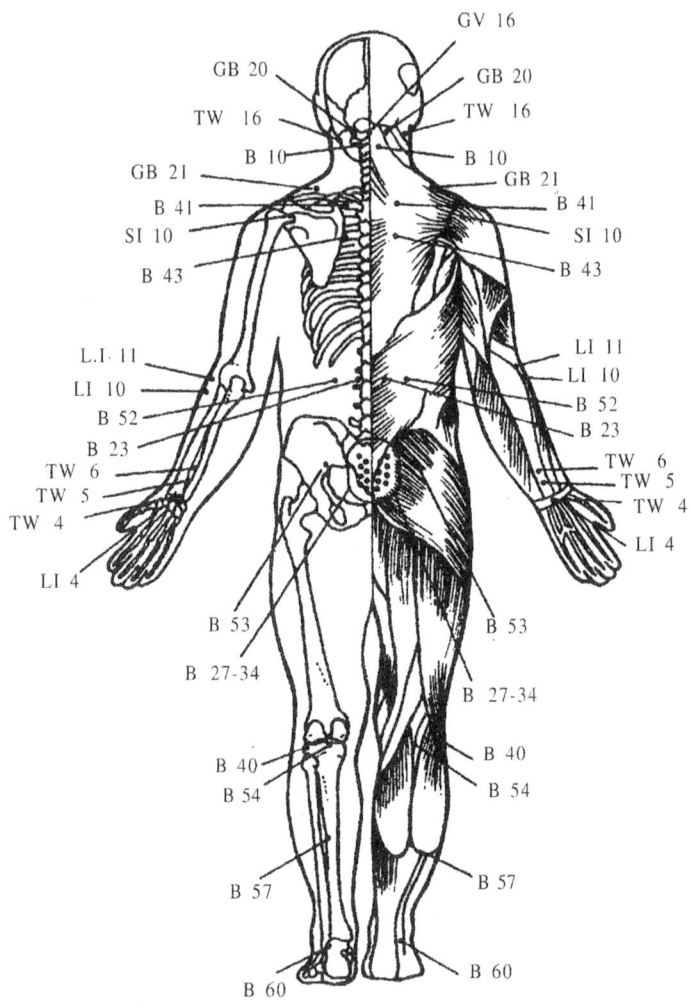

Vista de espaldas

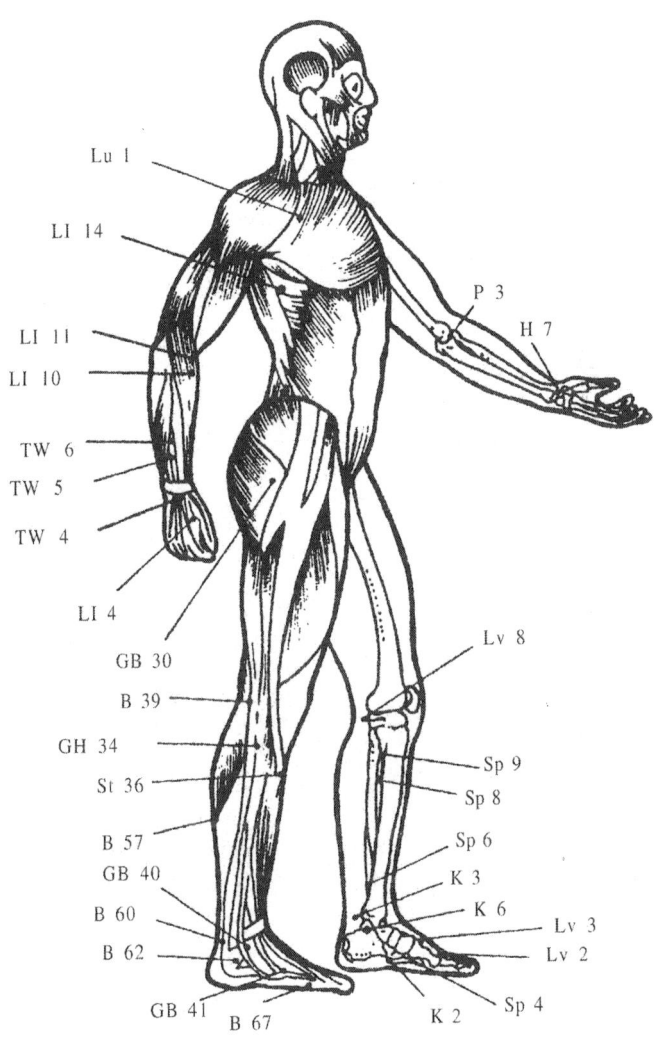

Vista lateral

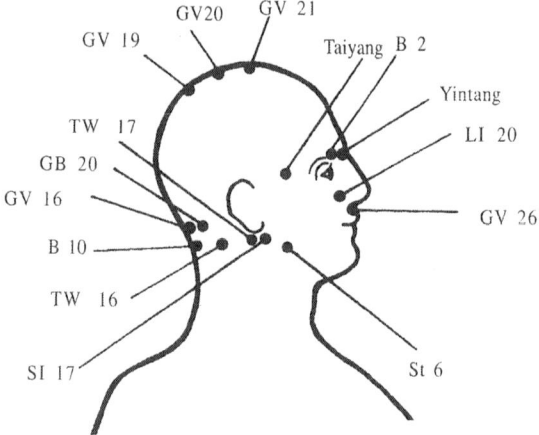

Vista lateral de la cabeza

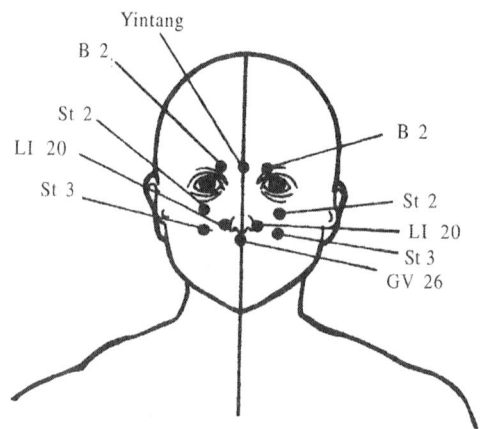

Vista frontal de la cabeza

Bibliografía

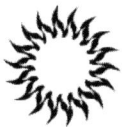

Bellanti, J., *Alergia. Enfermedad Multisistémica*, Ed. Médica Panamericana, 2008.

Ferrer Puga, M. *¿Por qué aumentan las alergias?* Madrid, Everest, 2005.

Fireman, P., *Atlas de alergia e inmunología clínica*, Elsevier, 2007.

Fundación de la Sociedad Española de Alergia e Inmunología Clínica. http://www.seaic.org/inicio/fundacion.

García, J. M., y C. Cordobés Durán. *Diagnóstico alergia. Conocerlas, afrontarlas y prevenirlas*. Madrid, Editorial @becedario, 2005.

Gershwin, M. Eric, Naguwa, Stanley M., *Alergia e inmunología*, Elsevier, 2005.

Holford, P. *Saber comer*, Ediciones Robinbook, 2009.

Wesner, S. *Alergias y asma*. Milán, Ed. de Vechi, 2005.

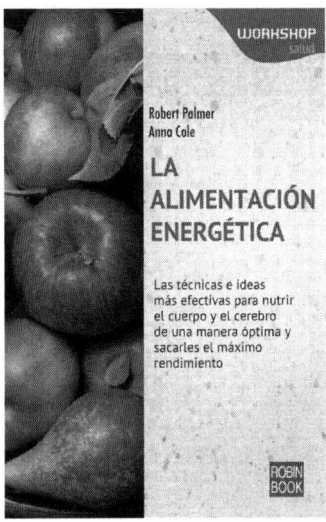

LA ALIMENTACIÓN ENERGÉTICA
Robert Palmer y Anna Cole

Una nutrición idónea permite un correcto trabajo de las funciones vitales e incrementar el potencial de las competencias cerebrales. Por eso es tan importante llevar una alimentación correcta, es la mejor alternativa de cara a tener una buena salud. En cambio, una nutrición incorrecta reduce la inmunidad ante las enfermedades, altera el desarrollo físico y mental de los más jóvenes y reduce la productividad.
Este libro ofrece los conocimientos básicos para llevar una alimentación adecuada de cara a saber qué alimentos necesita el organismo y cómo afectan al estado de salud general de cada persona, así como las combinaciones óptimas que redundarán en un mejor bienestar.

- ¿Es posible eliminar las proteínas animales?
- ¿Cuáles son las vitaminas esenciales para el cerebro?
- ¿Por qué la fibra ayuda a combatir el estreñimiento?
- ¿Cómo se detecta una carencia de vitaminas o sales minerales?
- Combinaciones que se deben evitar en una misma comida.
- Alimentos que favorecen la concentración y la memoria.